Reconstitutions faciales chez les momies égyptiennes

Médecine à travers les siècles

Collection dirigée par le Docteur Xavier Riaud

L'objectif de cette collection est de constituer « une histoire grand public » de la médecine ainsi que de ses acteurs plus ou moins connus, de l'Antiquité à nos jours.
Si elle se veut un hommage à ceux qui ont contribué au progrès de l'humanité, elle ne néglige pas pour autant les zones d'ombre ou les dérives de la science médicale.
C'est en ce sens que – conformément à ce que devrait être l'enseignement de l'histoire –, elle ambitionne une « vision globale » et non partielle ou partiale comme cela est trop souvent le cas.

Dernières parutions

Gérard TERRIER, *Us et coutumes de la salle de garde*, 2019.
Xavier RIAUD, *Adn, dents et maladies*, 2019.
Philippe SCHERPEREEL, *Eugène-Louis Doyen. Chirurgien génial et scandaleux de la Belle Époque*, 2018.
Maxime COURNAULT, *Un ordre pour les chirurgiens-dentistes en France. 24 septembre 1945*, 2018.
Pierre AUBRY, avec la collaboration de Bernard-Alex GAÜZERE, *Jean et Charles-Guillaume Viguerie. La chirurgie toulousaine aux XVIIIe et XIXe siècles*, 2018.
Gérard ALEXANDRE, *Histoire d'os. Mémoire d'un chirurgien orthopédiste (1959/2017)*, 2018.
Michel A. GERMAIN, *Les sarcomes osseux chez l'enfant. Une longue histoire*, 2018.
Philippe SCHERPEREEL, Marc DECOULX, Gérard BISERTE †, *Histoire de la faculté de médecine et des hôpitaux de Lille*, 2018.
Jacques CHABANNES, *La neurochirurgie en Auvergne. Quarante années fondatrices (1953-1993)*, 2018.
Michel A. GERMAIN, Frédéric Chopin (1810-1849). *Un musicien de génie atteint d'une maladie rare, la mucoviscidose*, 2018.
André Julien FABRE, *Médecins et politique. Galerie de portraits de médecins politiciens à travers les âges*, 2018.

Morgane Morice

Reconstitutions faciales chez les momies égyptiennes

Préface du Dr Xavier Riaud

L'Harmattan

5-7, rue de l'Ecole-Polytechnique, 75005 Paris

http://www.editions-harmattan.fr

ISBN : 978-2-343-17287-3
EAN : 9782343172873

PREFACE

Lorsque la Dr Morgane Morice m'a contacté pour participer à son jury de thèse, j'ai tout de suite accepté. Cela a été un véritable honneur pour moi. J'ai aussitôt effectué quelques recherches pour l'aider et ai eu à cœur de la soutenir dans l'accomplissement de ce travail particulièrement original, et dense.

Il va sans dire que sa thèse soutenue le 24 septembre 2018 ne pouvait pas reposer dans une quelconque bibliothèque à prendre la poussière[1]. De plus, la demande de la Faculté dentaire de Rennes était d'une limpidité absolue : pour valider sa thèse, Mlle Morice se devait de publier au minimum un article. Quand on sait combien il est difficile d'en publier un, la performance pour ces jeunes étudiants sortant de Faculté est considérable, quand ils y parviennent. Malheureusement, peu réussissent.

Dans un premier temps, sur ma recommandation, Mlle Morice a contacté le Dr Jean-Pierre Martin, le rédacteur en chef de la e-revue Clystère, spécialisée dans l'histoire de la médecine, qui lui a promis aussitôt de lui donner l'intégralité de son numéro de novembre 2018 pour y publier sa thèse.

Malheureusement pour moi et pour elle, pour des raisons obscures, ce monsieur a annulé, sans prévenir, l'intégralité de sa revue avant l'été 2018, puis l'a réactivée après en en modifiant totalement sa ligne éditoriale. Toujours est-il que, sans aucune considération pour Mlle Morice et moi-même, il n'a tenu aucun des engagements pris par mails

---

[1] Cf. Morice Morgane, *L'odontologiste et la reconstruction faciale des momies égyptiennes.* Thèse Doct. Chir. Dent., Rennes, 24/09/2018.

avec Mlle Morice et ne parlons pas de ceux qu'il avait avec moi qui se sont évaporés comme neige au soleil. Je vous épargne aussi les procédés regrettables à mon encontre qui ont accompagné ces renoncements à la parole donnée.

Pourtant, il savait pertinemment que j'étais son directeur de thèse, qu'elle était une étudiante sortant de Faculté et l'obligation qui lui était faite de publier sa thèse pour la valider aux yeux de ses pairs. Mais, la vie est hélas pavée de ce type de rencontre qui s'illustre dans la médiocrité.

Face à cette déception profonde et réelle, je ne pouvais pas laisser la Dr Morice dans le dénuement le plus total, dans l'embarras le plus profond. C'est pourquoi je lui ai proposé de publier sa thèse dans la collection Médecine à travers les siècles que je dirige depuis 2006, aux Editions L'Harmattan. C'est avec une immense fierté et une immense joie que je l'accueille donc aujourd'hui parmi tous les auteurs qui m'ont fait confiance, et consacre sa thèse de doctorat dans une publication à caractère plus littéraire qui, j'en suis sûr, par son originalité, par sa richesse et son érudition, ne manquera pas d'intéresser le plus grand nombre. Je l'en remercie et l'en félicite chaleureusement.

J'ai toujours été fasciné par l'Egypte antique. Je me suis passionné pour l'étude anthropologique de Ramsès II par le musée de l'Homme, l'identification d'Hatshepsout ou encore la reconstitution cranio-faciale de Toutankhamon. Récemment, j'ai été amené à publier une étude remarquable sur le papyrus médical Edwin Smith[2] effectuée par un de mes maîtres.

---

[2] Cf. Resche François, *Le papyrus médical Edwin Smith, chirurgie et magie en Egypte antique*, L'Harmattan (éd.), Collection Médecine à travers les siècles, Paris, 2016.

Aussi, il était évident que lorsque Mlle Morgane Morice m'a sollicité, je ne pouvais que répondre favorablement à l'appel de son cœur d'historienne... à l'appel de mon cœur d'historien.

Docteur Xavier Riaud
Docteur en chirurgie dentaire
Docteur en épistémologie, histoire des sciences et des techniques
Lauréat et membre titulaire de l'Académie nationale de chirurgie dentaire
Membre libre de l'Académie nationale de chirurgie

AVANT-PROPOS

La reconstitution faciale est actuellement utilisée pour deux objectifs. Le premier est à visée d'identification médico-légale lors d'une investigation policière, le second, celui qui nous intéressera ici, dans le cadre d'une reconstitution faciale du crâne de nos ancêtres à des fins historiques (47).

De par la grande technicité de leurs méthodes d'embaumement, ainsi que tout le mystère complexe qui entoure leur culture et leur façon de vivre, le peuple égyptien est un sujet particulièrement intéressant lorsqu'il s'agit de reconstitution faciale à des fins historiques. En effet, la conservation remarquable de leurs corps nous permet encore aujourd'hui de travailler sur des restes presque immaculés datant de milliers d'années. Alors comment ont-ils réussi à accéder à un tel degré de conservation ? Quel était le procédé d'embaumement employé ? Comment nous, chirurgiens-dentistes, pouvons-nous participer au processus de reconstitution faciale de nos mystérieux ancêtres égyptiens ? Et enfin, comment, à partir d'un simple crâne, sommes-nous capables de redonner un semblant de vie aux hommes de ce passé à la fois mythique et prestigieux ?

LA MOMIFICATION

Les momies sont présentes dans de nombreuses civilisations, mais c'est en Égypte que le phénomène est le plus représenté. Et ce, car il a été utilisé pendant plus de 3 000 ans (27).

Le terme de momie prend son origine de l'arabe *mūmyā* signifiant *masse résineuse*. On distingue aujourd'hui deux sortes de momification :

- La momification intentionnelle : traitement conservateur enrayant la putréfaction par déshydratation ;

- La momification naturelle : déshydratation d'un corps par sa seule présence dans un environnement très sec (8).

En Égypte, la momification et l'idée de vie après la mort ont fort probablement émergé lors de l'exhumation de corps naturellement momifiés, ceci aux alentours de la période prédynastique (3 500 à 3 100 av. J.-C.). Cela a conduit à la fabrication de tombeaux moins sommaires pour les défunts que les simples fosses réalisées à cette époque, ainsi qu'au développement de techniques de conservation des corps.

Pour les Égyptiens, la conservation du corps la plus intégrale possible devient alors une nécessité permettant d'accéder à la deuxième vie.

La technique de momification alors réalisée à cette époque, encore tâtonnante, peut expliquer la présence de statues représentant le défunt, censées remplacer son corps dans le cas où celui-ci serait amené à ne pas se conserver.

C'est en parallèle de ces découvertes que les textes religieux (*Textes des Pyramides*, premier et plus ancien écrit religieux connu à ce jour) affirment l'idée d'une vie après la mort, principalement pour les personnes de sang royal (27).

La légende d'Osiris, dieu mort ressuscité par sa femme Isis, prend alors forme. Cette légende sera modifiée ensuite pour devenir celle retrouvée principalement au Moyen Empire (2 033 à 1 786 av. J.-C.) et au Nouvel Empire (1 500 à 1 000 av. J.-C.) dans laquelle Osiris est tué et découpé en 14 morceaux par son frère Seth, puis jeté dans le Nil. Sa femme Isis a rassemblé les morceaux de son mari et les a recouverts de bandelettes avec l'aide d'Anubis (dieu de l'embaumement et des rites funéraires) afin de lui rendre la vie. Osiris est ainsi décrit comme la première momie et devient alors le souverain du royaume des morts (40).

Les techniques de momification ne se sont développées que très progressivement. On considère que les premières techniques utilisées l'ont été lors de l'Ancien Empire (2 700 à 2 200 av. J.-C) ou un peu avant.

Cette évolution assez lente des techniques peut être expliquée de plusieurs manières :

- Au départ, le roi, la famille royale et quelques membres illustres de la société seulement en bénéficient. Il y a donc un nombre très faible de momies à confectionner.

- Les embaumeurs ne peuvent pas vérifier la qualité de leurs techniques. Seul, le pilleur de tombe peut vérifier l'intégrité des corps, mais bien entendu, il n'en pipe mot, les sanctions encourues pour ce blasphème étant très sévères.

Ce n'est qu'au Nouvel Empire, 1 000 années après, que la technique sera vraiment reconnue comme étant efficace (27).

Certainement basée sur les techniques des chasseurs et des bouchers qui retirent immédiatement les viscères d'un animal après sa mort, l'éviscération des organes internes est une étape essentielle, car elle retarde la putréfaction. L'ouverture de l'abdomen sur son flan gauche se réalise à l'aide d'une pierre d'Éthiopie (silex) ou d'un couteau-nécrotome. Malgré sa nécessité, ce procédé est considéré comme tabou, car elle porte atteinte à l'intégrité du corps du défunt. On retire ensuite les intestins, le foie, l'estomac et les poumons, la rate étant parfois retirée par erreur, afin de les momifier séparément dans des vases canopes.

Le cœur, de par son importante signification (siège de la pensée et de la vie), est laissé dans la poitrine. Dans le cas où l'embaumeur retire malencontreusement le cœur, il doit être traité, bandeletté, puis replacé dans le corps (pas nécessairement à sa place originelle) (27), (23).

Une autre technique d'élimination des organes par voie anale a été décrite pour les princesses de la famille de Montouhotep II (autour de 2 000 av. J.-C), portant ainsi moins atteinte à l'intégrité du corps des défuntes. Des onguents ou de la résine seront ensuite placés dans l'abdomen lavé afin de permettre sa bonne conservation (27).

L'éviscération crânienne n'apparaît qu'à partir du Nouvel Empire et est réalisée à l'aide d'une tige en bronze à l'extrémité recourbée passée par une narine permettant ainsi la perforation de la lame criblée de l'ethmoïde. Le cerveau est ensuite délabré en plusieurs morceaux et évacué du crâne par l'utilisation d'un liquide, et la manipulation brutale de la tête du défunt. Une résine noire est ensuite coulée dans le crâne. Cette étape de la momification n'a pas été démontrée comme jouant un rôle très important dans la conservation du corps (27), (23).

Le natron est un mélange de carbonate et de chlorure de sodium. Il est déversé sur le corps du défunt à l'état de cristal permettant ainsi de le déshydrater et de saponifier ses graisses (qui seront éliminées avec l'eau du corps). Cette étape se réalise après un lavage externe et interne consciencieux du corps dans son intégralité. C'est le natron qui donnera une apparence de cuir à la peau (27).

Une résine noire composée de bitume et autres composantes végétales est aussi utilisée afin de badigeonner le corps du défunt, permettant ainsi de l'isoler du milieu qui l'entoure. Cette résine est également dotée d'une action antiseptique. Apparue au Nouvel Empire, l'utilisation de cette résine a le désavantage de rendre la momie complètement noire (27).

Utilisée très tôt, l'utilité du bandelettage dans la conservation du corps n'est pourtant qu'indirecte. Des bandelettes de lin sont disposées en plusieurs couches autour du corps, ce qui correspond à la majorité du rituel de momification. Un prêtre récite des formules rituelles pendant l'exécution du bandelettage, qui peut durer jusqu'à 70 jours. Par-dessus ces bandelettes, on peut parfois « surmouler » les momies avec du plâtre (27).

Un rôle primordial dans la bonne conservation des corps est à allouer aux conditions ambiantes entourant les corps. En effet, une infiltration d'eau ou le pillage de la tombe sont par exemple des facteurs compromettant l'intégrité des momies et pouvant entraîner leur putréfaction. La momification n'est qu'un état de stabilité pouvant s'altérer lorsque les conditions de conservation sont modifiées, comme cela a été le cas de la momie de Ramsès II, accueillie en France, en 1976, afin de restaurer les dommages créés par les mauvaises conditions de conservation en Égypte, lors de sa découverte (27), (5).

Pour conclure, la momification et les rituels qui en découlent sont une étape essentielle pour accéder à la deuxième vie et exigent l'intervention de nombreuses personnes. Néanmoins, l'accès à la deuxième vie nécessite également que l'âme du défunt soit jugée apte à passer dans l'au-delà lors du jugement d'Osiris. Ceci est décrit dans le *Livre des Morts* (27), (23).

La reconstitution faciale fait partie intégrante de l'odontologie médico-légale et, plus particulièrement, de l'identification. Cette dernière a un rôle très important dans le processus médico-légal, car elle permet de rendre son identité à un individu (17).

Deux types d'identification existent (Classification par Sassouni en 1957, approuvée et reprise par Gustafson en 1967 dans « L'odontostomatologie médico-légale ») :

- l'identification comparative : c'est la seule technique d'identification permettant un taux de reconnaissance dépassant les 90%. Elle consiste en une comparaison d'éléments ante-mortem avec les données relevées sur le corps, soit post-mortem ;
- l'identification estimative : elle consiste en l'évaluation des caractères d'un individu en l'absence d'éléments ante-mortem, par une étude pluridisciplinaire (17), (18).

La reconstitution faciale est une des méthodes d'identification estimative, mais elle peut parfois être décrite seule. Elle a généralement pour but d'identifier une victime lorsque les autres techniques ont échoué, mais peut aussi nous permettre de déterminer l'apparence de nos ancêtres. C'est sur ce dernier rôle que nous allons nous pencher ici.

En effet, la reconstitution faciale, comme nous venons de le préciser, nécessite l'analyse et le recoupement de nombreuses informations relevées sur les corps par des équipes pluridisciplinaires. Le dentiste fait partie intégrante de ces équipes, car, de par sa forte minéralisation et sa grande stabilité de structure, la dent perdure dans les âges et nous permet encore aujourd'hui de tirer de nombreuses informations sur l'individu (12), (18).

Les dents des momies égyptiennes sont, le plus souvent, sujettes à la fossilisation. Cette dernière consiste en la transformation de la part organique de la dent en minéraux, ce qui nécessite des conditions particulières comme un enfouissement rapide, dans un sédiment conservateur non acide (comme le sable par exemple), à l'abri des bactéries, des prédateurs et d'agents météoritiques, dans des conditions climatiques particulières. Ces conditions sont retrouvées chez les momies de l'Égypte ancienne. Les dents fossilisées restent tout de même un matériel très fragile (18).

On peut noter ici que l'analyse ADN reste un moyen délicat à mettre en œuvre sur les momies de l'ancienne Égypte, car une contamination et une intrusion de microbes lors des manipulations créent des obstacles à la récupération de l'ADN (24).

Pour certains auteurs, l'appartenance à une population n'est pas nécessaire à la reconstitution d'un crâne, car ce sont les os sous-jacents qui donnent la forme globale du visage. De plus, les détails spécifiques du crâne sont délicats à lire, voir indéterminables. La couleur de peau, des yeux ou la forme, et la couleur des cheveux ne peuvent pas être estimées par les seules analyses anthropologiques (11).

Malgré tout, l'étude de paramètres métriques du crâne peut permettre de déterminer l'appartenance d'un crâne à une population spécifique, ceci par accumulation de plusieurs caractères statistiquement plus fréquents dans telle ou telle population.

Néanmoins, il n'existe pas de technique permettant de déterminer le type ethnique d'une personne uniquement grâce à ses dents à moins qu'il y ait présence de marques ethniques apportées volontairement à celles-ci (mutilations volontaires des dents), ce qui n'est pas le cas en Égypte (1), (18).

La détermination du sexe de l'individu est primordiale pour la reconstitution faciale. En effet, les traits divergent de façon non négligeable si nous avons affaire à un homme ou si nous avons affaire à une femme. Plusieurs critères dentaires peuvent être étudiés afin d'aiguiller le praticien sur le sexe de l'individu.

. Les variations odontométriques :

Le dimorphisme sexuel de l'appareil manducateur se traduit par des variations odontométriques chez l'homme comme chez les autres mammifères. Néanmoins, ces variations sont moins marquées dans les populations actuelles.

De nombreuses études odontométriques démontrent que les dents des hommes ont des dimensions plus importantes que celles des femmes et qu'il y a des différences sexuelles plus importantes sur la canine mandibulaire, plus précisément sur son diamètre vestibulo-lingual.

D'autres études viennent compléter ces données en démontrant la présence accentuée du dimorphisme sexuel dans la longueur des dents, peu importe la population, mais confirment également que les variations les plus importantes sont à relever sur les canines (18).

Une étude a aussi été menée par Bailit, en 1995, sur les marqueurs odontométriques du dimorphisme sexuel chez l'homme. Plusieurs résultats ont pu être notés :

- Les dents des hommes sont en moyenne plus grandes que celles des femmes ;

- La canine est en moyenne 6% plus large dans le sens mésio-distal et dans le sens vestibulo-lingual chez l'homme ;

- Les autres dents permanentes ont une différence allant de 1 à 4%, hormis les troisièmes molaires qui n'ont pas de différence significative (3).

Plus récemment, en 2002, Isabelle Pettenati-Soubayroux, Michel Signoli et Olivier Dutour ont mené une étude sur ce dimorphisme sexuel odontométrique. Leurs conclusions rejoignent celles, plus anciennes, de leurs confrères, mais ils précisent que l'incisive latérale mandibulaire, bien que jouant un rôle esthétique important dans la réalisation prothétique d'appareils féminins, ne joue pas de rôle dans la détermination anthropologique du sexe.

En effet, cette dent est sujette à de nombreuses variations anatomiques, mais également à une abrasion pouvant être importante. L'incisive centrale mandibulaire est également décrite comme étant une des dents les moins dimorphiques (35).

De ces études, ont découlé plusieurs méthodes d'analyses dentaires permettant d'estimer le sexe d'un individu au moyen de différentes mesures odontologiques.

L'étude de Schranz et Bartha (1963) a été réalisée à partir de deux groupes de sujets (un de 1 579 sujets et l'autre de 2 500), tous adultes, âgés de 20 à 50 ans, vivants ou décédés (41).

A l'aide d'un pied à coulisse et d'un négatoscope, ils ont mesuré sept caractères, et en ont conclu que :

- La valeur du diamètre transverse des dents est plus petite chez la femme (diamètre vestibulo-lingual vraisemblablement) ;
- L'incisive centrale supérieure est plus large que la canine chez la femme. Chez l'homme, ces deux dimensions sont égales (diamètre mésio-distal) ;
- La différence des dimensions mésio-distales entre les incisives centrales et latérales supérieures est plus grande (2,1 mm) chez la femme et plus faible chez l'homme (1,8 mm) ;
- La différence des dimensions mésio-distales entre l'incisive latérale inférieure et la canine inférieure est plus petite chez la femme (0,7 mm), et plus grande chez l'homme (1 mm) ;
- La fusion des racines des deuxièmes molaires inférieures, visible sur les radiographies, est plus fréquente chez la femme (30,9 %) que chez l'homme (22 %) ;
- L'hypoplasie dentaire est plus fréquente chez la femme, les dents surnuméraires sont plus fréquentes chez l'homme ;
- L'agénésie des dents de sagesse est plus fréquente chez la femme que chez l'homme.

Du fait de l'importance numérique de leurs échantillons, Schranz et Bartha évaluent que leurs résultats peuvent être utilisés non seulement pour une reconnaissance d'identité ou de paternité, mais également dans certains cas d'hermaphrodisme.

La méthode de Fronty (1978) se réalise à l'aide d'un pied à coulisse modifié (avec affichage digital, d'une précision de

1/10 de mm, mors réglables en longueur) après réalisation d'un détartrage si nécessaire (16).

On mesure ensuite les diamètres mésio-distaux (MD) et vestibulo-linguaux (VL) directement en bouche, les mors du pied à coulisse bien parallèle au grand axe de la dent. L'indice de robustesse (en mm^2) peut ainsi être calculé : R = (diamètre MD en mm) x (diamètre VL en mm).

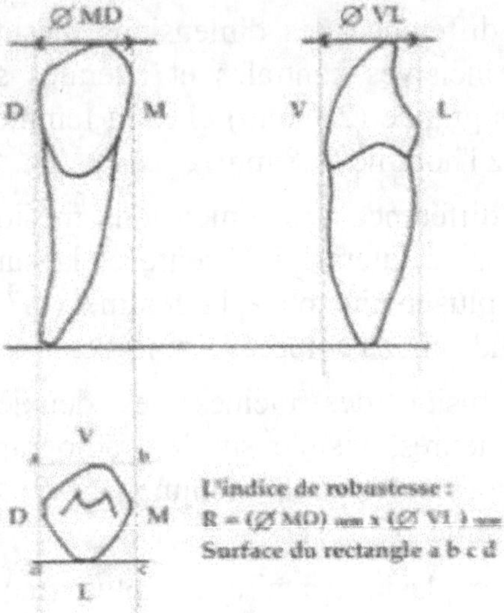

L'indice de robustesse de la canine

(Fronty, 1978).

Cet indice correspond à la surface du rectangle dans lequel s'inscrit la couronne de la dent monoradiculée selon une projection orthogonale, parallèle au grand axe de la dent. Les indices pouvant faire varier ces dimensions (usure, carie, mylolyse...) doivent être préalablement évalués afin de ne pas mesurer les dents les présentant.

Les indices de robustesse ainsi calculés sont comparés à un nuage de 200 points de référence. La tendance mâle se caractérise ainsi par de fortes canines et de petites incisives inférieures, et la tendance femelle par de petites canines et des incisives inférieures proportionnellement plus grandes.

Cette comparaison des indices de robustesse des canines inférieures et des incisives latérales inférieures permet de classer correctement 84 % des sujets.

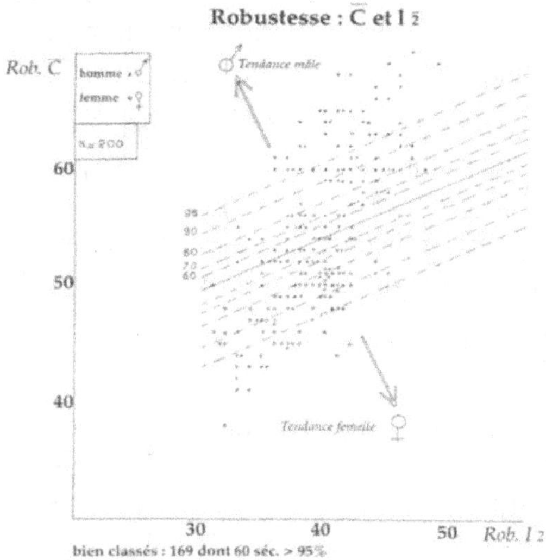

Classement des sujets selon l'indice de robustesse des dents (Fronty, 1978).

Pour la méthode de Bequain (1985), les mesures des diamètres mésio-distaux (MD) et vestibulo-lingaux (VL) maximum sont relevées au collet des dents à l'aide d'un pied à coulisse permettant ainsi le calcul du module radiculaire définit comme suit : Module radiculaire = Diamètre MD (mm) + Diamètre VL (mm) (18).

On utilisera également dans cette méthode le rapport entre le diamètre VL et le diamètre MD : Rapport = Diamètre VL / Diamètre MD. Pour une canine supérieure, un module radiculaire supérieur à 13,5 a toutes les chances d'appartenir à un homme. Pour l'incisive centrale supérieure, un module radiculaire supérieur à 13,8 a toutes les chances d'appartenir à un homme. Pour l'incisive latérale supérieure, une valeur modulaire supérieure à 11,6 a toutes les chances d'appartenir à un homme.

La corrélation entre les valeurs modulaires et le rapport des diamètres permet ensuite de créer une ligne de séparation entre la probabilité d'avoir affaire à une femme ou à un homme pour chaque dent citée ci-dessus.

Par exemple, par rapport à la ligne de séparation, la probabilité qu'une canine supérieure soit bien placée est de 0,94 pour un homme et de 0,86 pour une femme. Ces valeurs ont été déterminées grâce à l'analyse de 276 dents prélevées sur cadavres ou provenant d'extractions thérapeutiques.

Afin de créer la méthode Dimodent (Fronty, Coignet, Ingrand, 1998), les auteurs ont réalisé des mesures dentaires sur un échantillon de 175 hommes et 175 femmes représentatifs de la population caucasienne française (18).

Cette méthode est donc basée sur la mesure, avec un pied à coulisse à affichage digital (précision 1/10 de mm), des plus grandes distances entre les faces mésiales et distales, puis vestibulaires et linguales d'une incisive centrale, d'une incisive latérale et d'une canine de chacun des deux maxillaires d'un individu, selon leur grand axe.

La comparaison des moyennes des valeurs relevées a ensuite été effectuée (test de Student bilatéral, seuil de signification $\alpha = 0,05$) et a pu montrer que, à l'exception du diamètre mésio-distal de l'incisive centrale inférieure, toutes les moyennes des mesures sont supérieures pour l'échantillon masculin par rapport à l'échantillon féminin.

Ainsi, seulement quatre mesures sur les douze initiales ont été sélectionnées, par régression logistique, comme mesures définitives pour la méthode Dimodent :

- Diamètres mésio-distaux (CI MD) et vestibulo-lingaux (CI VL) de la canine inférieure ;

- Diamètres mésio-distaux (ILI MD) et vestibulo-lingaux (ILI VL) de l'incisive latérale inférieure.

Ces mesures permettent de déterminer y, le coefficient de la régression logistique de notre individu, dont la formule est : y = 24,2 + (1,54 x ILI MD) + (1,92 x ILI VL) – (2,84 x CI MD) – (3,38 CI VL).

Une équation de prédiction sexuelle a donc pu être ainsi établie : $P = 1/(1+e^{-y})$.

P étant la probabilité d'être en présence d'une denture féminine. Ainsi, si P tend vers 100 %, la denture est vraisemblablement féminine avec la probabilité calculée et si P tend vers 0 %, la denture est vraisemblablement masculine avec la probabilité 100-P.

Détermination du sexe par l'analyse odontométrique de deux dents. Population leucoderme européenne.

1. Mesurer au pied à coulisse la canine inférieure (précision : 1/10 de mm)
diamètre mésio-distal .... CI - MD = ... , ... mm
diamètre vestibulo-lingual .... CI - VL = ... , ... mm

2. Mesurer l'incisive latérale inférieure
diamètre mésio-distal .... ILI - MD = ... , ... mm
diamètre vestibulo-lingual .... ILI - VL = ... , ... mm

3. Calculer Y, le coefficient issu de la régression logistique
Y = 24,2 + (1,54 x ILI - MD) + (1,92 x ILI - VL) - (2,84 x CI - MD) - (3,38 CI - VL) = ...

4. Calculer P, ***la probabilité d'être en présence d'une femme****, à l'aide de l'équation DIMODENT :*
$P = 1 / (1 + e^{-Y})$ = ... %   (e représente la fonction exponentielle)

5. Conclure
- si P tend vers 100 %, la denture est vraisemblablement féminine avec la probabilité calculée
- si P tend vers 0 %, la denture est vraisemblablement masculine avec une probabilité 100% - P
- si P = 50% la discrimination est nulle : il est impossible de se prononcer sur le sexe.

Mode d'emploi de la méthode Dimodent

(Fronty, Coignet, Ingrand, 1998).

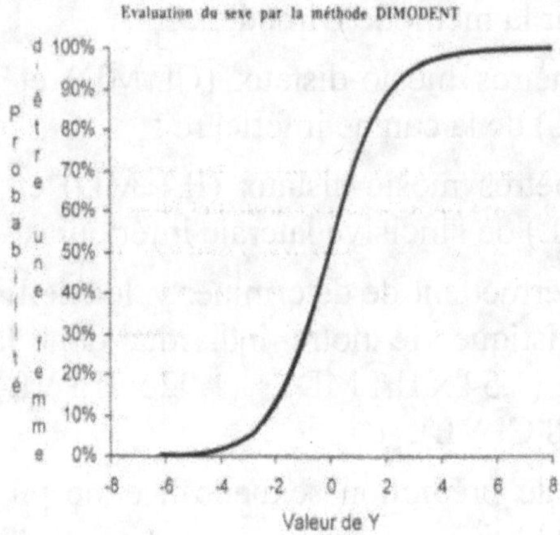

Évaluation du sexe par la méthode Dimodent
(Fronty, Coignet, Ingrand, 1998).

D'autres méthodes, dites méthodes mixtes, alliant mesures de caractères dentaires et mesures de caractères osseux, existent également (18). On peut par exemple citer la méthode d'Aitchison (1964), la méthode de Pennaforte (1973) et la méthode de Rao et coll. (1988).

. Les variations chromosomiques :

C'est Ajacques en 1993 qui décrit le rôle du chromosome sexuel dans le dimorphisme dentaire par l'étude des anomalies dentaires chez des sujets porteurs d'aberrations chromosomiques de X et Y. Le chromosome X est ainsi impliqué dans l'épaisseur amélaire et la taille des couronnes dentaires alors que le chromosome Y est lui décrit comme jouant un rôle sur la taille des dents (18).

. Les variations biochimiques :

L'amélogénine est une protéine importante du développement de l'émail dentaire de par son implication dans la régulation de la forme et de la taille des cristaux d'hydroxyapatite le composant. Une anomalie de développement de l'émail a pu être reliée au gène *AMEL*, qui a ainsi pu être localisé sur les chromosomes sexuels. Il existe deux loci de ce gène chez l'homme : un sur le chromosome X (*AMELX*) et un sur le chromosome Y (*AMELY*). C'est l'étude de Fincham et coll. en 1991 qui prouve l'expression des deux amélogénines distinctes provenant des gènes *AMELX* et *AMELY* chez l'homme, et qui démontre donc l'existence d'un dimorphisme sexuel biochimique entre l'amélogénine d'une femme, et l'amélogénine d'un homme (15).

Ces variations dimorphiques ne sont malheureusement que difficilement applicables sur les momies de l'Égypte ancienne de par la fossilisation des tissus dentaires et donc la disparition de la majorité des amélogénines.

En conclusion, il existe plusieurs caractères dimorphiques qui peuvent être relevés sur les dents des momies. Néanmoins, ils doivent tous être inclus dans une réflexion pluridisciplinaire afin d'être confrontés aux résultats d'autres méthodes (comme par exemple l'étude des variations squelettiques homme/femme). Ceci permet d'augmenter les probabilités de leur exactitude, car, seuls, ils ne donnent qu'une chance trop mince de déterminer le sexe de l'individu de façon certaine.

De plus, l'intérêt de ces méthodes n'est trouvé que lorsque la détermination du sexe par analyse ADN n'est pas possible.

Le rôle de l'odontologiste est prédominant lorsqu'il s'agit de la détermination de l'âge du corps momifié. En effet, les méthodes dentaires de détermination de l'âge sont très utilisées et assez précises. Ces techniques diffèrent s'il s'agit d'un enfant (ou d'un jeune adulte) ou d'un adulte.

- Méthodes basées sur la croissance, enfant et jeune adulte :

Ces méthodes sont assez précises et nombreuses. Nous n'en décrirons que quelques-unes. Elles reposent sur le nombre de dents ayant fait leur éruption, la calcification des premières molaires permanentes et le programme de calcification des dents (47).

. La méthode de Schour et Massler (1941) se base sur l'interprétation des stades de formation et d'éruption de l'ensemble des dents sur une radiographie panoramique et en leur comparaison avec des tables de « développement de la dentition humaine » préalablement confectionnées par les auteurs. Ces tables sont présentées sous forme de schémas qui montrent les différents stades d'évolution, ceci du 5e mois in utero à 35 ans, avec une précision de plus ou moins 6 mois. Cette méthode est actuellement toujours très utilisée (19).

. Le diagramme de Hurme (1949) se base sur la réalisation d'un diagramme d'éruption dentaire différenciant les deux sexes, le maxillaire et la mandibule. Elle associera une lecture en bouche à une lecture radiographique si nécessaire. Elle donne une estimation de l'âge dentaire de façon rapide sans pour autant le donner précisément. Cette méthode doit donc être complétée par une autre méthode (19).

. Les tables d'Ubelaker (1978) reprennent la méthodologie et le principe des tables de Schour et Massler en y retirant deux stades prénataux, y ajoutant un nouveau stade à 18 mois et en validant les stades d'âges dessinés à partir de nombreuses études. Ces tables sont souvent utilisées en archéologie (19).

. La méthode de Nolla (1960) se focalise sur le degré de calcification des dents permanentes, chaque stade de minéralisation étant associé à un chiffre (10 stades existent). Ceci se réalise à l'aide d'une radiographie panoramique. La somme des différents degrés de minéralisation pour 7 dents maxillaires et la somme pour 7 dents mandibulaires permettent ensuite l'estimation de l'âge dentaire à l'aide de tables de normes de maturation des dents permanentes (19).

. La méthode de Demirjian (1973), adaptée par Griffin et Malan (1987), examine radiographiquement (panoramique et rétroalvéolaires) la maturation de l'ensemble des dents permanentes mandibulaires (excepté les dents de sagesse). Le stade de minéralisation est ensuite comparé à un schéma « estimation de la minéralisation » et au « guide d'estimation de la minéralisation ». Ces résultats permettent ensuite d'estimer l'âge de l'individu par graphiques ou à l'aide de tables (19).

- Méthodes utilisées chez l'adulte

Quand cela est possible, il est décrit comme étant préférable d'utiliser des techniques invasives par sections de dents et de lire les lignes de croissance, et de minéralisation, ceci, car elles sont plus fiables et plus précises. Ces méthodes nécessitent pourtant un entraînement et une expérience spécifiques. Elles vont délabrer de façon irrémédiable les tissus dentaires à notre disposition.

Dans le cas des momies égyptiennes, il sera aujourd'hui préférable de privilégier des techniques non invasives qui se baseront sur l'analyse des degrés d'attrition et de calcification dentaire (influencés par l'occlusion et le régime alimentaire, sablonneux en Égypte) ainsi que sur des mesures dentaires (diamètres pulpaires, transparence radiculaire, etc.) (47).

Aujourd'hui, de nouvelles techniques moins délabrantes ont vu le jour, notamment les techniques radiographiques ou tomodensitométriques, qui évitent de débandeletter la momie, et ainsi la préserve en l'état. Néanmoins, ces techniques ne sont pas, à ce jour, suffisamment fiables ou faciles d'utilisation pour rivaliser avec les techniques plus classiques (2).

. La méthode de Kvaal et Solheim (1994) est facile à utiliser et non destructrice. Elle se base sur la prise de mesures radiographiques et morphologiques. On y mesure la translucidité radiculaire T et la rétraction ligamentaire P à l'aide d'un pied à coulisse sur la dent et de nombreuses autres caractéristiques (diamètres pulpaires à différentes zones dentaires, diamètres radiculaires, longueur racine, etc.) à l'aide d'un réglet sur la radiographie.

A partir de ces mesures, sont calculés des rapports, permettant l'estimation de l'âge à l'aide d'équations dépendant de chaque type de dents. Pour certaines dents, on exclura T (19).

. La méthode radiographique de Kvaal (1995) procède à des mesures qui sont ici uniquement radiographiques et ne peuvent être relevées que sur les dents monoradiculées citées ci-après : incisives au maxillaire, deuxième prémolaire maxillaire, incisive latérale mandibulaire, canine mandibulaire et première prémolaire mandibulaire. Six facteurs sont ainsi relevés par dent et permettent l'estimation de l'âge par le biais de neuf formules. L'estimation étant plus précise lorsque des dents des deux arcades sont utilisées. Cette technique non invasive est particulièrement intéressante pour les cas archéologiques (25).

En 2016, la méthode de Kvaal a été utilisée sur des images provenant d'un Cone Beam Cumputed Tomography (CBCT). Il y a été prouvé que la méthode sur radiographies est plus précise (+/- 10,02 ans par radiographie classique, +/- 10,58 ans au mieux via CBCT) et plus rapide à mettre en œuvre. Elle sera donc à préférer (34).

. La méthode de Gustafson (1947), très ancienne, est toujours à l'heure actuelle une des techniques majeures de l'estimation de l'âge dentaire en France et dans les autres pays du monde. Elle a été remaniée par Gustafson lui-même en 1979 et en 1989, mais aussi par de nombreux autres auteurs comme Lamendin qui a basé sa propre méthode sur les premières découvertes de Gustafson (21), (22), (29), (31). C'est une technique invasive qui se base sur l'évaluation de 6 facteurs :

- L'usure (de 0 à 3) ;
- L'apposition cémentaire (de 0 à 3) ;
- La parodontose (de 0 à 3) ;
- La résorption radiculaire (de 0 à 3) ;
- L'apposition de dentine secondaire (de 0 à 3) ;
- La transparence radiculaire (de 0 à 3).

Le calcul de l'âge se fait ensuite en fonction d'indices calculés à partir de ces facteurs et additionnés pour donner une valeur X. Cette valeur est ensuite reportée sur le diagramme de Gustafson. Ce diagramme répond à l'équation : Age = 11,43 + 4,56X +/- 3,63.

En 1979, c'est Maples et Rice qui découvrent des erreurs statistiques dans la formule de Gustafson. Ils la recalculent donc. Elle est à nouveau recalculée par Nkhumeleni en 1989.

La formule pondérée de Gustafson devient donc : Age = 13,45 + 4,26X +/- 7,03.

C'est la méthode de Gustafson qui a été utilisée notamment afin de déterminer l'âge de la momie de Ramsès II, étudiée en France par une équipe dirigée par le Pr Clément Faure, au musée de l'Homme de Paris, de 1976 à 1977 (39).

. La méthode de Lamendin (1990) est, là aussi, une technique invasive. Elle se base sur la méthode de Gustafson, mais n'en garde que 3 critères : parodontose, translucidité radiculaire et apposition de dentine secondaire. En 1990, Lamendin note que l'apposition de dentine secondaire n'influence pas le calcul des coefficients de corrélation. Ce critère est donc écarté (26).

L'âge est calculé ainsi : Age = (0,18xP) + (0,42xT) + 25,53

où P = hauteur de la parodontose x 100 / hauteur de la racine

T = hauteur de la translucidité x 100 / hauteur de la racine

Une erreur moyenne de 6,5 ans a ensuite été déterminée.

La constante 25,53 montre que la valeur minimale de l'âge estimé doit lui être supérieure. En effet, la parodontose et la translucidité radiculaire n'apparaissent que vers l'âge de 25 ans.

. La méthode du nuancier radiculaire de Collet (1996) se concentre sur la modification de la teinte des dents en fonction de l'âge et de son évaluation au collet des dents à l'aide d'un teintier. Afin d'appliquer cette méthode, les dents étudiées doivent être nettoyées consciencieusement, la classant ainsi dans les méthodes invasives, bien qu'elle ne requiert pas de coupe dentaire. L'évaluation de la teinte doit se faire avec un éclairage précis, les dents positionnées sur un fond neutre. Les dents sont alors comparées au nuancier de Collet. Les dents d'un même individu, à moins qu'elles ne fassent état d'une pathologie particulière, ne présentent pas de différence de teinte au collet. Il est tout de même préférable d'évaluer la teinte sur plusieurs dents distinctes afin d'assurer le résultat (19).

. La méthode basée sur l'apposition du cément d'Hélène Martin (1996) découle des découvertes de Charles et coll. de

1986 qui démontrent que le cément se dépose en anneau autour de la racine dentaire quasi annuellement (rares sont les exceptions). L'analyse du dépôt de cément radiculaire se réalise à l'aide d'un microscope à lumière polarisée. Elle permet de distinguer une alternance de bandes larges et translucides, correspondant à des périodes d'apposition intense de cément, et des bandes sombres, et étroites, correspondant à un ralentissement de la cémentogénèse.

Plusieurs autres méthodes d'évaluation de l'apposition de cément existent. Pourtant, l'analyse de l'apposition des bandes semble être une des méthodes les plus précises, même en comparaison avec les méthodes multivariées (Gustafson, Lamendin, etc.). Charles et coll. la décrivent même en 1986 comme étant « *la plus fiable dont on dispose en ce qui concerne les adultes* ».

. La place de l'ADN dans l'estimation de l'âge est devenue aujourd'hui un incontournable dans l'étude scientifique des corps humains. Cet ADN ne doit pas être souillé de quelconque manière s'il veut nous offrir des réponses, chose délicate dans le cas des restes momifiés d'Égypte ancienne. De plus, l'estimation de l'âge semble être l'exception aux possibilités que nous offre l'étude de l'ADN (38), (24).

Pour conclure, de nombreuses méthodes d'estimation de l'âge sont à notre disposition aujourd'hui. Bien que la majorité des techniques soient invasives et dégradent les tissus dentaires momifiés, elles n'en sont pas moins très précises. Néanmoins, leur utilisation paraît insensée aujourd'hui tant le matériel momifié est rare et précieux, religieusement, culturellement, et éthiquement.

Les avancées technologiques actuelles en termes d'analyse tomodensitométrique laissent pourtant présager de belles perspectives en matière d'identification et plus particulièrement d'estimation de l'âge.

TECHNIQUES DE RECONSTITUTION FACIALE

La reconstitution faciale est l'art scientifique de (re)créer un visage à partir d'un crâne, par l'application de notions artistiques tout en suivant des règles scientifiques (47).

Elle peut être réalisée à l'aide de trois techniques différentes :

- dessin bidimensionnel, généralement à partir d'une photo du crâne ;
- sculpture tridimensionnelle ;
- reconstitution tridimensionnelle par ordinateur.

Ces trois techniques se basent toutes sur une procédure datant de plus d'un siècle (47).

La reconstitution faciale d'un crâne trouvé dans des circonstances archéologiques nécessite une application particulière. En effet, l'utilisation de toutes les preuves découlant de l'analyse du corps et de l'analyse du contexte historique dans lequel l'individu est retrouvé est nécessaire. Ceci permettra à la reconstitution faciale d'être la plus exacte possible (36).

C. Wilkinson déclare notamment que : « *L'objectif final de la reconstitution faciale est de recréer une réplique du visage d'un individu qui ressemble suffisamment à la personne de son vivant* (47). »

Les premières traces de reconstitution faciale ont été découvertes sur les crânes de Jéricho (Cisjordanie), datant de plus de 9 500 années. Ces crânes étaient recouverts de plâtre au niveau de la face et les yeux y étaient représentés à l'aide de coquillages. La reconstitution en plâtre représentant le défunt avait plutôt un but symbolique, car l'artiste ne donnait pas beaucoup d'importance à la structure osseuse sous-jacente même si les proportions du crâne en découlaient. On pouvait également noter l'absence, sur la quasi-totalité des crânes, de la mandibule, partie du corps se détachant très facilement lors de la putréfaction, les tissus ne retenant plus l'os à sa place.

Cela reste néanmoins la première trace de reconstitution faciale de l'histoire, même si ce n'est pas la plus vieille représentation de l'homme (36).

Les masques mortuaires se sont ensuite développés dans de nombreuses cultures, mais c'est lors de la Renaissance, plus particulièrement lors de la Renaissance italienne, qu'ils ont été les plus appréciés. De nombreux artistes se sont penchés sur ces masques et ont ainsi développé leurs propres techniques à partir de cire. Andrea del Verrocchio et Michelangelo sont tous deux connus pour avoir utilisé des modèles en cire pour documenter leurs œuvres. Ces techniques ont très vite été utilisées afin de comprendre comment le corps est construit, comment il bouge. Les reconstructions en cire deviennent alors un moyen d'enseigner l'anatomie à partir de cadavres. C'est Andrea Vesalius (1514-1564) qui a promu cette technique (47).

Ce n'est qu'au XVIIème siècle que le terme « *anatomica plastica* » est né. Développé par Ercole Lelli, cet art consiste en la reconstruction en cire du corps à partir de son squelette, ceci à visée d'enseignement médical. Lelli est donc le pionnier de la théorie de la reconstitution faciale selon laquelle le squelette est la charpente de l'apparence d'un homme (47).

Les anatomistes de l'époque vont alors se tourner plus particulièrement vers cette technique de reconstitution faciale afin d'identifier des crânes supposés être ceux de personnes emblématiques. C'est notamment le cas de

Welker avec les supposés crânes de Kant et de Raphaël en 1884 (45).

C'est en 1895 que l'anatomiste allemand His réalise les premières mesures scientifiques d'épaisseur de tissu afin d'identifier le supposé crâne de Johann Sebastian Bach (1685-1750). Il mesure les épaisseurs de tissu sur plusieurs cadavres et réalise une reconstitution faciale sur la réplique en plâtre du crâne de Bach en respectant les épaisseurs ainsi déterminées. La comparaison de la reconstitution finale et de portraits de Bach est alors plutôt favorable à la technique (36).

L'anatomiste suisse Kollman a utilisé la même technique afin d'identifier le crâne de Dante en 1898.

His et Kollman ont travaillé avec des sculpteurs afin de créer une représentation 3D de leur travail (Sefner avec His et Buchly avec Kollman) (47).

C'est néanmoins Kollman qui a perfectionné la technique de reconstitution de His en créant un réel protocole. Il a appliqué celui-ci pour la première fois sur le crâne d'une femme âgée de 20 à 30 ans ayant vécu au début du Néolithique sur le site d'Auvernier en Suisse.

Ce n'est qu'à partir du XXème siècle que les techniques de reconstitution faciale à visée médico-légale se sont développées réellement. Plusieurs « écoles » de reconstitution faciale sont donc nées à cette même époque (45).

Mikhaïl Gerasimov est un anthropologue russe qui, en 1920, a débuté des études de médecine légale auprès du Professeur Grigoriev à l'Université d'Etat d'Irkutsk. Il s'intéresse très vite à la reconstitution faciale et développe la méthode russe consistant en une reconstruction basée sur l'anatomie de façon stricte. Les muscles sont apposés sur la reproduction du crâne, un par un, puis sont recouverts d'une fine couche d'argile représentant la peau et recréant l'apparence finale du visage (36), (47).

Gerasimov était convaincu que les erreurs de reconstitution faciale étaient dues à une implication subjective du sculpteur ou au fait qu'il ne se reposait pas assez sur les structures anatomiques pures.

Il a donc disséqué sa méthode en deux parties :

- *La reproduction de la tête sans le visage* : il commence par reconstruire les muscles masticatoires ainsi que les muscles du cou. Il affirme qu'il n'y a aucun doute sur le fait que ces muscles peuvent être reconstruits de façon précise à partir du crâne seul, et que cela est fondamental avant toute reconstitution du visage ;
- *La reconstitution du masque facial* : Gerasimov atteste que cette seconde partie nécessite un entraînement spécifique ainsi qu'une grande expérience.

Pour la seconde partie de sa méthode, Gerasimov va à l'encontre de tous les consensus de son époque. En effet, à l'inverse des anatomistes et anthropologistes du même siècle, il atteste que les détails du nez peuvent être déterminés à partir des os du nez, du front et du maxillaire. De la même manière, il défend que la forme de la bouche peut être déterminée à l'aide des dents et des deux maxillaires. Les yeux sont ainsi reconstruits en se basant sur la racine nasale, les os de l'orbite et les canaux lacrymaux, les oreilles à l'aide du processus mastoïde, du ramus et des méats acoustiques.

Gerasimov a connu un franc succès avec sa technique, décrivant 150 cas de reconstitutions faciales avec un objectif médico-légal et/ou historique[3]. En plus de son travail tridimensionnel par sculpture, il a aussi été connu pour ses dessins réalisés sans repère d'épaisseur tissulaire, mais très précis et justes, prouvant son réel talent artistique et ses grandes connaissances anatomiques.

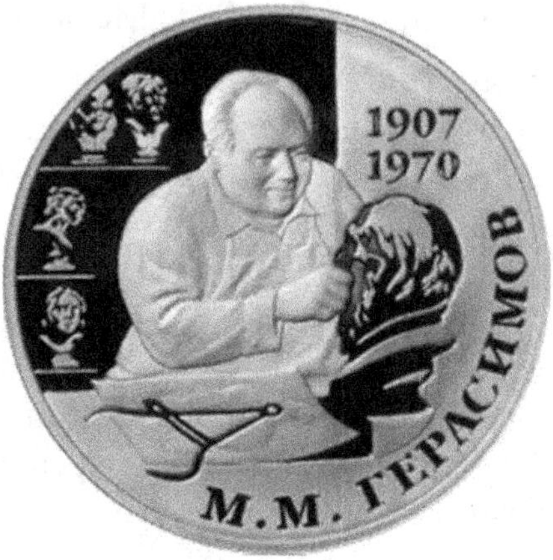

Gerasimov (1907-1970) en pleine sculpture (domaine public).

McGregor a été le premier américain à se pencher sur la reconstitution faciale en 1915. Il travaille alors au sein de l'Université de Columbia sur des reconstitutions faciales d'hommes préhistoriques à partir de moulages de leurs crânes. Ces reconstitutions ont été exposées au musée d'Histoire naturelle de New York (43), (45), (47).

Néanmoins, le réel pionnier de la technique de reconstitution faciale aux États-Unis est probablement Harris Wilder, zoologiste et anatomiste, qui, en 1912, a attiré l'attention des Américains sur la méthode européenne de reconstitution faciale. Il a reconstruit lui-même de nombreux visages d'Indiens d'Amérique.

---

[3] Certains auteurs affirment le chiffre de 200 cas, dont Ivan le Terrible, Rudaki, Tamerlan, Iaroslav le Sage, Friedrich Schiller…

McGregor et Wilder ont décrit de nombreuses recommandations pour la reconstitution faciale, mais ce n'est véritablement qu'en 1946 que celles-ci ont été réellement prises en considération.

C'est l'anthropologiste Wilton Krogman, aidé des sculpteurs McCue et Frost, qui a réalisé des études sur l'efficacité de la technique de reconstitution faciale de McGregor et Wilder.

Lors de sa première étude en 1946, Krogman a photographié la tête d'un cadavre avant de la décharner. La sculptrice McCue a reconstruit ensuite le visage à partir du crâne en se basant sur des données d'épaisseurs tissulaires adaptées au sexe et à l'origine ethnique de l'individu. McCue connaissait également l'âge de l'individu. La reconstitution obtenue est ensuite comparée à la photographie du cadavre, ce qui démontre une ressemblance certaine. Krogman en conclut que la technique de reconstitution utilisée peut être utile pour l'identification médico-légale d'une personne.

En 1975, Krogman travaille de concert avec l'artiste de la police du New Jersey, Homa, afin de résoudre un crime à l'aide de l'identification médico-légale par reconstitution faciale d'un corps décomposé. Cela lui donne l'occasion de prouver ainsi l'efficacité de sa technique.

La méthode de Krogman a été développée par l'artiste médico-légal Betty Pat Gatliff et l'anthropologue Clyde Snow afin d'identifier un homme d'origine amérindienne en 1967. Gatliff ne reconstruit que la moitié du visage et recrée l'autre moitié par miroir. Elle se rend compte de l'importance de l'asymétrie du visage et réalise toutes les reconstitutions faciales suivantes dans leur totalité. L'équipe de Gatliff et Snow était très reconnue dans le milieu médico-légal aux USA. Elle avait un taux de réussite d'identification de 72 %, ce qui était très important bien sûr.

La méthode américaine utilise donc la moyenne des épaisseurs tissulaires en fonction de l'âge, de l'ethnie et du sexe. Elle s'oppose à la méthode russe qui est uniquement basée sur les reliefs osseux.

Des cylindres de gomme sont coupés de façon à reproduire l'épaisseur appropriée des tissus (déterminée à l'aide de tables de données sexe/ethnie/âge). Ils sont collés à la surface du crâne au niveau de points anatomiques spécifiques, le crâne étant fixé parallèlement au plan de Francfort[4]. Ces cylindres sont ensuite connectés par des bandes d'argile afin de recréer les contours du visage. Les espaces restants sont alors comblés pour donner au visage sa forme définitive.

Karen Taylor, en 2001, divise la technique de reconstitution faciale américaine en deux parties :

- la partie technique de récupération des données ethniques, d'âge et de sexe, la préparation du crâne, l'application des épaisseurs tissulaires sur le crâne et la création du contour de la face à partir des cylindres de gomme ;
- la partie artistique de sculpture et de finition du visage.

Taylor est aussi à l'origine du protocole américain de reconstitution faciale en 2D (par le dessin) encore utilisé aujourd'hui en identification médico-légale aux États-Unis. Celui-ci complète le premier protocole de l'anthropologiste Caldwell (1981), quant à lui, suggère la réalisation de reconstitutions faciales 2D prenant en compte les épaisseurs tissulaires déterminées par Krogman. Les dessins sont réalisés à partir de la vue latérale et de celle frontale du crâne sur lesquelles les épaisseurs tissulaires sont ajoutées.

Taylor préfère, de son côté, ajouter les repères directement sur le crâne avant de le photographier (vues frontale et

[4] Plan passant par le point sous-orbitaire et le porion.

latérale) pour ensuite réaliser sa reconstitution 2D, y voyant ainsi plus de précision.

La méthode française D. M. P. (Desbois, Mallet et Perrot) n'apparaît qu'en 1986, en France, lorsque Claire Desbois, étudiante en chirurgie dentaire alors en préparation de sa thèse de doctorat, traduit, pour la première fois en France, les textes sur la reconstitution faciale de Gerasimov (13).

C'est donc à partir de cette traduction que l'équipe tripartite, constituée de Claire Desbois (chirurgien-dentiste), de Claude Mallet (anthropologue associé au laboratoire d'anthropologie anatomique et de paléopathologie de Lyon) et de Raoul Perrot (expert en anthropologie médico-légale près la cour d'appel de Lyon), met au point la méthode D. M. P.

Cette méthode se base donc sur celle de Gerasimov, mais elle y associe l'évaluation de l'épaisseur tissulaire, ceci en fonction de l'âge, du sexe, de l'origine ethnique, mais également de la corpulence du défunt. La méthode retient ainsi 26 points anatomiques servant de repères d'épaisseur pour la reconstitution faciale.

A cela, s'ajoute l'utilisation du calcul vectoriel qui permet de quantifier la force de chaque muscle, leur orientation et la résultante de leur action.

Le visage est alors reconstruit à partir de plots de pâte à modeler mis en place sur les 26 points spécifiques de la face, en respectant les épaisseurs tissulaires déterminées préalablement. Les plots sont ensuite reliés par des cylindres de pâte jusqu'au recouvrement complet du crâne.

Cette technique a pour objectif de compléter le panel de méthodes d'identification des victimes, ceci plus particulièrement dans le cadre judiciaire. Elle a notamment été à l'origine de plusieurs succès dans ce domaine comme, par exemple, lors de l'affaire Ben Kenach en 1989 où la victime, Maryse Maffre, a été identifiée à l'aide de la méthode D. M. P alors que l'enquête était au point mort.

La première ébauche d'identification par reconstitution faciale anglaise s'est tout d'abord basée sur le principe de superposition qui était utilisé par les anthropologues de l'époque. Cette technique consistait en la superposition de portraits ou de photographies avec le crâne du défunt, et de l'analyse de leur correspondance. En 1926 et en 1928, Karl Pearson a travaillé par exemple sur les crânes de George Buchaman et d'Henry Stewart, dit Lord Darnley, en utilisant ce principe (32), (33), (36), (47).

Mais, c'est finalement Richard Neave qui a développé la technique anglaise officialisée en 1997, mais déjà reprise et reconnue plusieurs années auparavant (en 1993 et en 1996, par Hill et son équipe en Écosse ; en 1998, par Taylor et Angel en Australie).

Richard Neave est un artiste de médecine et de science de la vie de l'unité de médecine, d'odontologie et de maïeutique de l'Université de Manchester. En 1970, une équipe pluridisciplinaire incluant Neave est mise en place par le Dr Rosalie David à l'Université de Manchester. Cette unité se consacre à l'analyse des momies présentes à l'Université.

C'est Neave qui demande, en 1973, à reconstruire le visage des « Deux frères », Nekh-Ankh et Knum-Nakht, qui ont vécu lors de la XXème dynastie égyptienne. C'est à cette occasion que Neave développe sa méthode, combinaison de la méthode russe et de la méthode américaine.

Il utilise les données d'épaisseur tissulaire de Kollman et de Buchly (1898) associées à une étude approfondie des zones d'insertions musculaires et de leur probable effet sur le visage des défunts.

Cette technique a permis de réaliser les deux reconstitutions faciales avec succès. C'est pourquoi Neave a continué ses recherches sur sa méthode de reconstitution.

Ce dernier et son équipe ont été impliqués dans plus de 20 enquêtes médico-légales et sa technique a obtenu un pourcentage de réussite de 75 %. Ces enquêtes ont permis à Neave de perfectionner sa technique et de notamment remarquer l'importance du montage des muscles, un par un, car c'est la forme de ceux-ci qui détermine la forme finale du visage d'un homme.

La technique de Neave, et donc la combinaison des données d'épaisseurs tissulaires américaines, des repères anatomiques crâniens et du montage muscle par muscle russe, est considérée aujourd'hui comme le procédé le plus efficace et le plus précis en matière de reconstitution faciale. Cette technique nécessite, tout comme ses homologues américaine et russe, une période d'entraînement et d'étude approfondie.

La technique de Richard Neave – La méthode de l'Université de Manchester (14), (36), (37).

Le préalable à toute reconstitution faciale, d'après la méthode de l'Unité d'art médical de Manchester, est de réaliser le moule du crâne. La réalisation de ce moule ne fait pas l'unanimité parmi les praticiens de la reconstitution faciale, mais elle est dictée par trois réalités :

- le crâne peut être nécessaire à d'autres examens pendant la durée de la reconstitution faciale ;
- les crânes d'origine archéologique sont souvent très anciens et donc extrêmement fragiles. Idem pour les crânes servant aux reconstitutions faciales à visée médico-légale ayant été fragilisés ou endommagés d'une quelconque manière ;

- la nature unique du matériel osseux proscrit les actions qui pourraient mettre en péril sa stabilité et causer des dommages irréversibles.

« *L'original est simplement irremplaçable* » comme le souligne Richard Neave.

L'idéal pour une reconstitution faciale très précise est de la réaliser à partir d'un crâne intact, mais ce n'est malheureusement pas toujours le cas.

Lorsqu'un crâne est particulièrement endommagé, il est possible de faire la reconstitution faciale en supposant que la partie manquante est la symétrie de la portion présente. Néanmoins, on a noté précédemment que la symétrie exacte d'un visage n'est pas une réalité (Betty Pat Gatliff, 1967). Mais, la différence entre les deux côtés d'un visage n'est néanmoins pas extrême et on pourra donc avoir une bonne approximation de la partie manquante.

Dans le cas d'un crâne extrêmement endommagé, la décision de la réalisation d'une reconstitution faciale doit être motivée. On pourra donc renoncer à celle-ci dans le cas échéant. On peut notamment noter l'importance plus grande de certaines zones faciales comme l'os nasal ou encore la mandibule, et les dents dans le processus de reconstitution faciale. L'absence de ces zones est donc un facteur important de décision de la réalisation, ou non, de la reconstitution.

Dans le cas d'un crâne moderne, les morceaux fracturés de celui-ci peuvent être simplement recollés, un à un, à l'aide de cire dentaire collante pour s'assurer d'un bon alignement. Ceci requiert de la patience, du temps et de l'application. Dans le cas où un fragment osseux est manquant, il est possible de le remplacer à l'aide de cette même cire.

Cette méthode n'est pas possible dans le cas de crânes anciens qui doivent être laissés dans l'état où ils ont été trouvés, mis à part le nettoyage préliminaire et nécessaire à leur étude.

Dans le cas où le crâne est fragmenté, il est souvent possible de réaliser la reconstitution à partir de moules des pièces principales uniquement, les autres fragments étant souvent trop petits ou trop fragiles pour être réellement utiles, et donc dupliqués. Même si cela est moins satisfaisant, c'est pourtant souvent la seule technique possible dans le cas de crânes archéologiques endommagés.

Le moulage d'un crâne ancien requiert plus d'attention et de temps que le moulage d'un crâne contemporain. Un crâne ancien peut être extrêmement fragilisé, il doit donc parfois être renforcé avec un consolidant injecté en son intérieur afin de prévenir son écrasement lors de sa manipulation. De la fibre de verre peut également permettre de renforcer les zones craquelées du crâne.

La technique la plus appropriée est actuellement de débuter le moulage en recouvrant le crâne, dans sa totalité, d'une fine couche d'aluminium d'environ sept microns d'épaisseur permettant de le protéger d'éventuelles fractures ou de lésions des surfaces, déjà fragiles, lors de la réalisation du moule (ceci prend environ trois heures pour un praticien aguerri dans le cas d'un crâne complet). Il n'est pas nécessaire de recouvrir les dents, car elles sont peu propices à la fracture. Cette épaisseur d'aluminium protège le crâne, mais permet aussi de retirer le moule plus aisément.

Le moule est généralement fabriqué à l'aide d'alginate à prise rapide et de formule standard. De plus, il doit permettre sa division en deux parties distinctes le long d'une ligne préalablement déterminée, ceci afin de diminuer au maximum la résistance lors de son exérèse. Chaque partie du moule est réalisée avec une fine couche d'alginate, d'environ un centimètre, suffisamment liquide pour permettre d'enregistrer toutes les irrégularités de surface.

L'alginate étant trop flexible afin de se tenir seul une fois retiré du crâne, il est nécessaire de couler une couche de plâtre (1 à 1,5 cm) tout autour de celui-ci avant de le retirer.

La reproduction finale du crâne peut ensuite être exécutée en coulant une première couche de plâtre dans les deux moitiés de moule permettant d'assurer leur bonne résistance. Une fois cette première couche quasiment prise, les deux moitiés de moule sont remplies de plâtre, puis réassemblées en s'assurant de leur bonne jointure grâce à des rotations continues, le plâtre pouvant ainsi bien diffuser dans la zone de jonction. Une fois le plâtre pris, les deux moules d'alginates sont retirés, révélant alors la réplique parfaite du crâne. Il faudra néanmoins effectuer quelques mesures sur cette réplique afin de vérifier que ses proportions sont identiques à l'original.

La même procédure est faite afin de dupliquer la mandibule et les autres petites parties du crâne.

La réplique est ensuite positionnée soit avec son plan de Francfort parallèle au sol (position assez formelle), soit dans une position plus relaxée penchée légèrement vers l'avant ou sur le côté. Ce positionnement ne doit plus être modifié ensuite.

Une fois la décision prise vis-à-vis de l'âge, du sexe et de l'ethnie de l'individu, ceci grâce aux données préalablement recueillies par l'équipe pluridisciplinaire, la reconstitution peut débuter.

La première étape est la mise en place de broches indiquant l'épaisseur des tissus à des points spécifiques du crâne, ceci en fonction de l'origine ethnique, du sexe, d'une éventuelle obésité, etc. Helmer a décrit 34 points anatomiques. Neave n'en utilise que 21 dans sa méthode, soit les points décrits par Rhine et Moore en 1984.

Les canthus médians et latéraux des yeux sont également repérés à l'aide d'une petite épingle. Une ou deux broches sont également mises en place afin de projeter l'apex du nez créant ainsi un premier « échafaudage » pour sa reconstruction.

Les muscles les plus importants de la face sont ensuite reproduits avec de l'argile, ceci sans penser au résultat final afin de ne pas créer de biais quelconque. La véritable apparence ne sera visible qu'à la toute fin de la reconstitution.

Afin de bien estimer leur volume final, il faut bien noter la position et la force d'insertion des différents muscles sur le crâne grâce aux reliefs osseux. L'exacte dimension des muscles n'est pas cruciale, car c'est la peau qui donne son volume final au visage. En revanche, leur position, la direction dans laquelle ils s'étirent et leur force approximative sont très importantes pour la reconstitution.

Il est nécessaire de reconstruire également les muscles du cou, car un crâne ne repose jamais dans le vide.

Cette technique d'apposition muscle par muscle est la technique la plus éprouvée et avérée actuellement. Elle permet de reconstruire le visage en suivant les règles anatomiques et de diminuer la subjectivité de l'artiste.

C'est à cette étape qu'une première approximation de taille et de forme du nez peut être suggérée. On prend alors la tangente du tiers inférieur de l'os nasal en la projetant vers le bas jusqu'à ce qu'elle croise la ligne passant par l'épine nasale antérieure (parallèle à sa direction). Cela donne l'approximation de la distance vers laquelle le nez se projette par rapport au crâne.

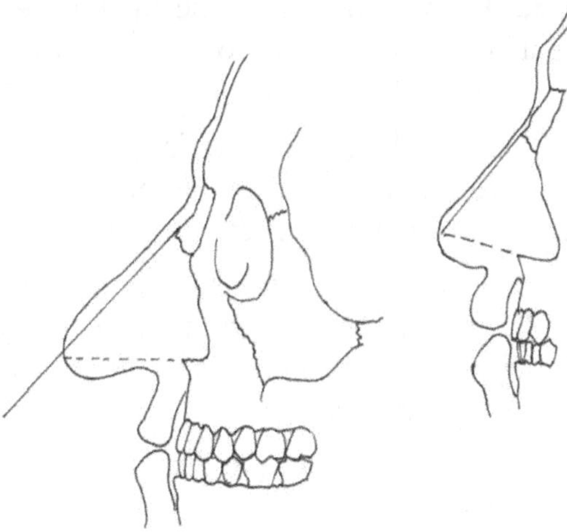

Approximation du nez à partir de l'os nasal et de l'épine nasale antérieure.

Le muscle orbiculaire des yeux est également conçu à cette étape à l'aide des os du crâne formant l'orbite. Le canthus interne est ainsi déterminé à l'aide de la fosse lacrymale et le canthus externe, par la protubérance présente au niveau du bord interne de l'orbite.

Des bandes d'argiles peuvent ensuite être mises en place afin de recréer les différents contours de la peau, recouvrant ainsi les muscles déjà apposés. L'application de ces couches d'argile par bande est considérée comme étant plus rapide et plus précise que l'application par boulettes. Cela permet notamment de bien suivre les reliefs des muscles sous-jacents.

Néanmoins, l'épaisseur de ces bandes d'argile doit être méthodiquement mesurée afin de pallier toute interférence de la subjectivité de l'artiste réalisant la sculpture.

Deux autres avantages sont indéniablement à noter vis-à-vis de cette apposition par bandes :

- Il est possible de retirer les bandes indépendamment les unes des autres afin de démontrer qu'elles suivent bien les muscles sous-jacents (si cela nous est nécessaire ultérieurement) ;
- Il est possible de ne reconstruire qu'un seul côté du visage avec les bandes afin de voir sa ressemblance avec le côté uniquement recouvert des muscles.

Les derniers modelages peuvent ensuite être envisagés. Ces modelages sont très importants, car ils peuvent réellement donner vie au visage reconstruit, mais ils reposent également sur ce qui a déjà été construit.

Les seuls éléments qui ne sont pas liés aux structures déjà mises en place sont :

- Le pli palpable au-dessus de la paupière et du canthus interne. C'est l'artiste qui utilisera son expérience pour le recréer ;
- Le nez, dont l'approximation de forme est déterminée par les reliefs osseux, ne peut malheureusement pas être récréé intégralement grâce à ceux-ci de par l'absence quasi systématique du cartilage le composant. C'est l'expérience et un certain sens pratique qui jouent un rôle dans sa réalisation. Ainsi, les formes peu fréquentes du nez sont très difficiles à retranscrire ;
- La reconstitution de la bouche reste également une spéculation même si certains éléments sont dictés par ce qui a déjà été fait. Elle doit donc être reconstruite afin d'être en harmonie avec le reste du visage ;
- Les oreilles ne peuvent que très peu se reposer sur les os du crâne, mais elles ne jouent un rôle que minime dans la reconnaissance faciale.

La reconstruction faciale se termine ainsi. Dans le cadre d'une reconstruction faciale archéologique, des informations à propos de la coupe de cheveux, de leur coiffure ou de la façon de vivre à cette époque peuvent impacter le travail final afin de le rendre plus proche de la réalité supposée.

Le nombre de variables influençant la reconstruction faciale fait qu'une reconstitution uniquement basée sur le crâne ne peut pas être totalement exacte. Il ne faut ainsi pas regarder la reconstruction comme un portrait, mais comme un visage se rapprochant du type de visage réel de l'individu.

L'informatique s'est mise depuis au service de la reconstitution faciale. L'anthropologie virtuelle offre ainsi désormais des possibilités que les analyses anthropologiques traditionnelles ne pouvaient pas offrir. L'analyse virtuelle permet de ne pas compromettre des restes humains précieux et de pousser les études sur des chemins plus précis que les analyses traditionnelles.

On peut par exemple manipuler les éléments, en faire des sections ou encore faire des simulations, ce qui n'était accessible que de manière invasive et destructrice avec les techniques traditionnelles.

Tout cela rend l'anthropologie virtuelle parfaite dans l'étude des corps embaumés et momifiés, ceci avec une précision impressionnante (4).

L'informatique et l'utilisation des nouveaux moyens d'analyse radiographique par tomodensitométrie nous offrent une technique innovante pour réaliser des reconstitutions faciales. En effet, ces nouvelles techniques peuvent participer au processus de reconstitution de deux façons :

- l'analyse simple du crâne par examen radiographique tridimensionnel permettant la réalisation d'une réplique du crâne par imprimante 3D. Cette réplique sera la base d'une reconstitution faciale traditionnelle par sculpture ;

- l'analyse du crâne par examen tomodensitométrique, puis la réalisation totalement informatisée de la réplique du crâne et de sa reconstitution faciale, ceci par le biais de logiciels spécialisés.

La tomodensitométrie repose sur l'association d'un tube à rayons X avec une rangée de détecteurs. Le couple tube-détecteurs tourne autour du corps permettant l'obtention d'une multitude de coupes (10).

Ces différentes coupes, par leur accumulation, permettent une acquisition tridimensionnelle du corps. C'est l'épaisseur des différentes coupes qui définit la précision de l'image finale.

Il est à noter que l'image résulte de la variabilité d'absorption aux rayons X des différents éléments qui composent le corps. Ainsi, un tissu très absorbant comme l'os ne laisse que très peu passer les rayons X alors qu'un tissu peu absorbant comme la peau laisse passer les rayons de façon importante. C'est la différence de réception des rayons X sur les détecteurs qui permet de créer l'image finale.

La tomodensitométrie nous offre en premier lieu la possibilité d'analyser le crâne de la momie en trois dimensions sans devoir la débandeletter.

Le scanner fait des coupes de la dépouille qui seront associées entre elles permettant la reconstruction tridimensionnelle du corps dans sa totalité (7), (20).

La première manipulation à effectuer est de séparer virtuellement le crâne du reste du corps. Ceci permet notamment de réduire la taille du fichier, le rendant plus facile à manier et à éditer. Il faudra ensuite repositionner le crâne dans l'axe sagittal dans le cas où le défunt reposerait avec une position légèrement inclinée du crâne.

Les parties les plus extérieures du sarcophage ainsi que les couches externes de bandelettes sont ensuite retirées grâce au logiciel. Tous les logiciels ne le permettent pas. On peut notamment citer le Materialise's Interactive Medical Image Control System (MIMICS) utilisé pour la reconstitution de la momie Ta-irty en 2006, ou Vitrea® Software utilisé dans la reconstitution faciale de la momie de Harwa du musée égyptien de Torino, en Italie.

On peut ensuite discriminer les bandelettes de momifications (en lin) et la peau du crâne par leur différence d'absorption aux rayons X, mais ce processus représente la grande difficulté de cette technique. L'utilisation de seuils de radio-opacité (« quantité » d'absorption aux rayons X) informatiquement déterminés est délicate, car elle retire parfois des éléments dont l'opacité est similaire (comme les bandelettes et les zones très fines du palais, de l'ethmoïde, du sphénoïde, de l'épine nasale ou encore la résine d'embaumement). L'analyse manuelle est donc parfois la meilleure technique quand il s'agit de discriminer le crâne du reste malgré le fait qu'elle nécessite un temps important.

Une fois le crâne isolé, il est possible de réaliser une réplique de celui-ci à l'aide d'une imprimante 3D.

La reconstitution faciale peut ensuite être réalisée à partir de cette réplique à l'aide des méthodes traditionnelles décrites ci-dessus.

Plusieurs principes de reconstitutions faciales virtuelles existent.

- *Reconstitution par superposition du crâne avec un masque facial choisi à partir d'une base de données* (44).

La reconstitution faciale par ordinateur débute par la réalisation d'une réplique virtuelle tridimensionnelle du crâne à partir de l'analyse tomodensitométrique du squelette du défunt.

Une fois le crâne reconstruit virtuellement, il est nécessaire de placer différents points de repère d'épaisseur tissulaire en regard des points anatomiques spécifiques, soit les 21 points définis par Rhine et Moore (37). Le logiciel utilisé doit permettre la modification des points de repère, notamment de leur orientation, de la même manière que les petits cylindres peuvent être modifiés dans la technique manuelle. Le positionnement virtuel des points de repère est très important. On voit donc la nécessité d'avoir la possibilité de déplacer ces points si leur localisation nous semble incorrecte.

Une fois les points de repère correctement positionnés, la seconde étape est de sélectionner le masque facial idéal, correspondant au mieux à notre individu. En effet, le logiciel contient un nombre de masques faciaux limités et préalablement entrés dans le système. Le masque est donc choisi afin de correspondre au mieux aux caractéristiques standards moyennes et à notre crâne de façon anthropologique.

Les repères anatomiques faciaux sont ensuite mis en place sur le masque. Ceux-ci sont les équivalents faciaux des repères anatomiques osseux. Ce positionnement permet au logiciel de calculer les modifications faciales nécessaires afin que la superposition des repères osseux de notre crâne et des repères faciaux de notre masque se correspondent.

Une connaissance en corrélation cranio-faciale est donc essentielle afin que la reconstruction soit correcte. En effet, en plus des données d'épaisseurs tissulaires, le manipulateur informatique doit savoir comment les points osseux sont corrélés aux points faciaux.

L'ordinateur est ensuite prêt à superposer le masque facial choisi au crâne en l'adaptant le plus précisément possible. Il réalise ainsi la reconstitution faciale finale.

- *Reconstitution par superposition du crâne et d'un masque statistiquement déterminé* (9).

Cette technique, proche de la précédente, permet d'éliminer une possible erreur lors du choix du masque facial en utilisant un masque statistiquement déterminé à partir d'une base de données de 118 visages. Le masque est choisi grâce à l'analyse statistique de 52 points faciaux et de leur correspondance avec leur équivalent osseux de notre crâne. Le logiciel adapte ensuite ce masque à notre crâne de la même manière que pour la technique précédente.

- *Reconstitution faciale grâce à un logiciel de sculpture virtuelle, à partir d'un scanner* (28), (48).

De la même manière, la réplique virtuelle du crâne utilisée dans cette méthode est effectuée à partir des images d'un scanner. Le crâne ainsi obtenu doit ensuite être « réparé » en recréant les zones lésées post-mortem.

Pour cela, Lindsay et son équipe (2015) utilisent le logiciel Amira ainsi que les recommandations de reconstruction virtuelle de matériel biologique de Zollikofer et Ponce de Leon dans le cas de la momie conservée par l'institut d'anatomie de l'Université de Zurich. Le logiciel Amira permet ensuite de réduire le nombre de polygones de surface du crâne tout en évitant la perte de détails. Après avoir corrigé les derniers problèmes de géométrie, les données du crâne virtuel sont envoyées sur un logiciel de sculpture virtuelle (ZBrush (= Pixologic, version 4R2) dans le cas de la momie de Zurich).

La réplique est ensuite positionnée parallèle au plan de Francfort, puis les marqueurs d'épaisseurs tissulaires sont positionnés sur le crâne.

Une reconstitution faciale en 2D est ensuite réalisée à partir d'une « photographie » de notre crâne virtuel avec ses marqueurs d'épaisseurs tissulaires en place.

La reconstitution 2D de l'équipe de Lindsay a été faite en suivant la technique de Taylor (2001) et les protocoles considérés comme les plus précis - Gerasimov et Wilkinson sont notamment cités par l'auteur. Elle a permis de guider la reconstitution 3D. La reconstitution 2D de Lindsay a été scannée et implantée dans l'outil XPlane du logiciel ZBrush afin de comparer plus facilement le dessin et la sculpture 3D.

La reconstitution 3D a ensuite pu débuter. Celle-ci consiste en la réalisation du globe oculaire et des muscles à l'aide des différents outils du logiciel de sculpture. Ces éléments ont suivi les mêmes règles que dans une réalisation manuelle traditionnelle en se basant sur les différentes données scientifiques de position, d'épaisseur et de forme, ainsi que sur des cylindres d'épaisseurs tissulaires et la reconstitution 2D préalablement réalisée. Les muscles ont ainsi été mis en place un par un, puis recouverts d'une peau virtuelle travaillée afin d'être la plus anatomiquement correcte et homogène possible.

Plusieurs études ont été effectuées afin d'évaluer la ressemblance entre une face reconstruite à l'aide des méthodes citées précédemment et le visage réel de la personne. En fait, cela a permis une évaluation de l'efficacité des techniques de reconstruction actuelles.

Aucune de ces études ne montre une efficacité à 100 %, qu'elle soit réalisée par les techniques traditionnelles ou par ordinateur. En effet, cette dernière est impactée par de très nombreux facteurs tels que l'âge du défunt, son sexe, son origine ethnique, l'existence d'une pathologie, la subjectivité et l'expérience du sculpteur, le logiciel utilisé, etc., autant de facteurs pouvant altérer le résultat final et donc la ressemblance entre le réel, et le reconstruit. Ainsi, l'efficacité de la reconstitution faciale est très variable d'une étude à l'autre (6), (42).

On peut néanmoins noter que l'objectif d'une reconstitution faciale à visée médico-légale et d'une reconstitution faciale archéologique n'est pas le même. Dans une reconstitution médico-légale, on cherche à reconnaître le défunt et, donc, à mettre en avant les éléments certains retrouvés sur les lieux du crime. On cherche donc à ne laisser que peu de place aux estimations. A l'inverse, lorsque le but de la reconstitution est purement archéologique, on essaie de recréer le visage le plus probable et non de recréer l'identité propre du défunt.

Ainsi, une reconstruction médico-légale ne doit pas laisser de place aux notions artistiques et doit se baser uniquement sur les données scientifiques, alors que l'interprétation artistique est autorisée dans une reconstitution archéologique (46).

Conclusion

De nombreuses techniques de reconstitution faciale existent donc aujourd'hui. Même si la méthode de Manchester semble se démarquer de ses rivales grâce à un protocole plus détaillé et très scientifique, elle ne permet pas une fiabilité à 100 %.

Malgré cette absence de certitude, la reconstitution faciale des crânes de nos ancêtres, notamment de nos ancêtres égyptiens, nous permet de connaître leur apparence la plus probable et ainsi de leur redonner vie.

C'est par des techniques déjà très abouties de conservation des corps, par la déshydratation au natron ainsi que par son isolation du milieu extérieur (résines, bandelettes...) que nos ancêtres égyptiens nous permettent encore actuellement de travailler sur des défunts presque immaculés, facilitant ainsi la reconstitution faciale.

Cette dernière aboutira donc à un travail pluridisciplinaire dont l'odontologiste fait intégralement partie grâce aux diverses données qu'il est à même de relever sur le corps momifié.

Au-delà des résultats fabuleux déjà obtenus, de l'identification potentielle d'un individu ou de la restitution de son image faciale, les perspectives d'avenir autour de ces reconstitutions sont fondamentales, voire phénoménales. On peut légitimement ambitionner l'étude de toute une culture, d'une civilisation, la compréhension d'un mode de vie, d'une histoire à travers et grâce à elles.

Mais, si l'espoir et la persévérance sont de mise et de rigueur, bien que les techniques informatiques aient permis des avancées considérables dans cette voie, le chemin sera très long avant tout cela. En effet, ces techniques, bien que multiséculaires, n'en sont hélas qu'à leurs balbutiements.

Annexes

Ou quelques exemples de l'usage des dents auprès des momies égyptiennes…

- Annexe 1 : Hatshepsout (1508/1495 - 1457 av. J.-C.).
- Annexe 2 : Toutankhamon (1345 - 1327 av. J.-C.).
- Annexe 3 : Ramsès II (1314 - 1213 av. J.-C.).

ANNEXE 1 : HATSHEPSOUT (1508/1495 - 1457 AV. J.-C.)

Par le Dr Xavier Riaud

En 1479 av. J.-C., Thoutmosis II meurt après un règne très court[5]. Son successeur, Thoutmosis III, n'est pas le fils de la grande épouse royale, Hatshepsout[6], demi-sœur du défunt, mais celui d'une épouse secondaire. La reine décide de se proclamer « roi » à part entière. Ainsi, s'installe une corégence avec le jeune roi. En tant que co-régente, elle se présente en tant que grande épouse royale et épouse du dieu Amon. Ses décisions sont prises au nom du roi régnant, Thoutmosis III. En l'an 7 du règne du jeune monarque, la reine coiffe les couronnes royales et adopte les attributs de la royauté : titulature composée de cinq titres et de cinq noms, sceptres, barbe postiche, pagne court et queue de taureau, qui sont autant de symboles de puissance. Très vite, elle proclame qu'elle est la fille d'Amon-Rê, le chef du panthéon égyptien, qui l'aurait choisie pour lui succéder[7]. Elle affirme aussi que son père l'aurait aussi confirmée dans sa succession devant les grands du royaume réunis. Hatshepsout s'assied sur le trône aux côtés de Thoutmosis III, mais n'entend pas le remplacer. En effet, si deux rois existent, une seule fonction royale demeure. La reine forme le jeune roi à assumer sa charge future. Ce dernier devient d'ailleurs un remarquable chef de guerre. Grande bâtisseuse, les dernières attestations de cette reine remontent à l'an 20. A sa mort, Thoutmosis III organise ses funérailles. Rien ne change dans la gouvernance en place.

[5] Cf. Maruéjol Florence, « Thoutmosis III et Hatshepsout : un trône pour deux », in *Historia*, n° 729, septembre 2007, pp. 24-29.

[6] Hatshepsout, reine-pharaon, est la cinquième à régner dans la XVIIIème dynastie de l'Egypte antique (Cf. fr.wikipedia.org, *Hatshepsout*, 2008, pp. 1-6).

[7] Cf. Maruéjol Florence, « Thoutmosis III et Hatshepsout : un trône pour deux », in *Historia*, n° 729, septembre 2007, pp. 24-29.

Toutefois, en l'an 42-43, le roi ordonne l'effacement de toutes les images la représentant dans les temples. Son nom disparaît aussi. Le prêtre Manéthon (IIIème siècle av. J.-C.) rapporte qu'elle a régné pendant vingt-deux ans. Elle s'est distinguée par son intelligence subtile et sa volonté de fer[8].

Son tombeau, situé dans la Vallée des Rois, près de Thèbes, est exploré par Howard Carter en 1903 et est baptisé KV20. Il est retrouvé vide[9]. Jusqu'à aujourd'hui, le corps demeurait introuvable. Zahi Hawass, directeur du Conseil supérieur des antiquités égyptiennes, mène une enquête scientifico-policière à travers tout le pays pour retrouver la momie de la souveraine. Il part à la recherche des momies exhumées, mais la tâche est ardue. Cachées et déplacées par les grands prêtres afin que les pilleurs ne mettent pas la main dessus, les dépouilles royales sont très nombreuses en Egypte. C'est pourquoi Hawass a fondé l'Egyptian Mummy Project qui consiste à étudier les momies au CT-Scan[10].

Accompagné d'une équipe de chercheurs, il entame son investigation en visitant une petite tombe située en face de la KV20. Elle s'appelle la KV60. Cette sépulture découverte par Carter en 1903, contenait deux momies de la XVIIIème dynastie : une petite, identifiée comme étant celle de la nourrice royale, Sitre-In, et une obèse reposant à même le sol.

Après avoir dégagé l'entrée, Zahi se retrouve face à une caisse en bois rudimentaire qui ne renferme que la dépouille de la femme obèse. En constatant son port altier, son bras gauche replié sur la poitrine à la manière d'une momie

---

[8] Cf. Maruéjol Florence, « Thoutmosis III et Hatshepsout : un trône pour deux », in *Historia*, n° 729, septembre 2007, pp. 24-29.

[9] Cf. Battaggion Victor, « La momie qui n'avait pas toutes ses dents », in *Historia*, n° 729, septembre 2007, pp. 30-31.
Howard Carter (1874-1939), égyptologue britannique, a découvert la tombe de Toutânkhamon.

[10] Technique d'imagerie qui recompose un corps scanné en 3D.

royale, il est convaincu de l'ascendance monarchique de ce corps. Il décide aussitôt de la déplacer jusqu'au musée du Caire pour l'étudier en détail.

Quant à la momie de la nourrice, elle est déjà au musée de la capitale égyptienne. Hawass considère qu'elle pourrait être une candidate intéressante[11].

Une fois saisis ces deux cadavres, l'équipe se remémore l'existence de deux autres momies royales non identifiées, retrouvées dans une cache du temple de Deir el-Bahari (DB320). L'endroit, fouillé au XIXème siècle par le département d'Antiquités égyptiennes, cachait plus d'une douzaine de momies de pharaons issues de plusieurs dynasties dont Ahmôsis I, Thoutmosis II et III, et Ramsès II. Parmi celles-ci, les deux dépouilles baptisées Unknown woman A et Unknown woman B[12] étaient accompagnées d'un vase scellé et frappé du nom d'Hatshepsout.

Après avoir été entreposés dans le musée du Caire lors de leur exhumation, les deux corps avaient été oubliés et délaissés dans les sombres et poussiéreux couloirs. De nombreuses heures s'écoulent avant que les deux femmes ne soient finalement retrouvées. La confrontation entre les quatre momies devient possible. Une reconstitution en 3D de chaque momie est réalisée par le docteur Ashraf Selim, radiologue, et le docteur Hany Abdel Rahman Amer. Chaque portrait scanné est comparé au portrait recomposé selon les données récupérées sur les dépouilles de Thoutmosis I, II et III. Une conclusion s'impose aussitôt. Les corps du site DB320 sont écartés.

Pour confirmer les liens de parenté entre les deux autres momies et la lignée des Thoutmosis, les experts effectuent des analyses ADN. Des échantillons sont prélevés sur la

---

[11] Cf. Battaggion Victor, « La momie qui n'avait pas toutes ses dents », in *Historia*, n° 729, septembre 2007, pp. 30-31.

[12] Femme inconnue A et Femme inconnue B.

hanche et le fémur des momies, et sont comparés à ceux de la grand-mère d'Hatshepsout, Ahmès Néfertari[13]. Les résultats mettent des mois à leur parvenir. L'enquête n'avance plus. Laquelle de la femme obèse ou de la nourrice pourrait être la défunte reine ?

C'est alors que Zahi Hawass se rappelle du vase funéraire portant le cachet de la reine. L'urne est passée au scanner. Parmi les organes embaumés, rien d'extraordinaire n'est relevé, si ce n'est le fragment d'une molaire. Après examen, l'un des deux corps présente une très mauvaise dentition. Le professeur Galal el-Beheri, professeur d'orthodontie à la Faculté dentaire du Caire, est aussitôt sollicité. Le dentiste procède à l'étude des scanners du visage, compare les dents et le fragment, et finalement arrive à la certitude que le morceau trouvé dans le vase de la cache DB320 appartient bien à une molaire de la mâchoire de la dame obèse du tombeau KV60. Hatshepsout est identifiée. Elle serait morte alors qu'elle avait environ 50 ans. Cette découverte est officiellement annoncée le 27 juin 2007.

[13] Cf. Battaggion Victor, « La momie qui n'avait pas toutes ses dents », in *Historia*, n° 729, septembre 2007, pp. 30-31.
Le rapport citerait un morceau de dent large de 1,6 cm pour un espace de 1,7 cm.

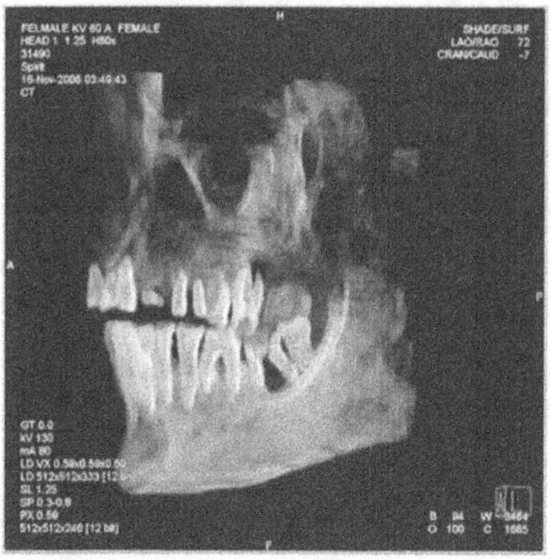

Scanner de la femme obèse du tombeau KV60 identifiée comme étant la reine Hatshepsout qui révèle l'absence d'une molaire, mais la persistance de sa racine[14].

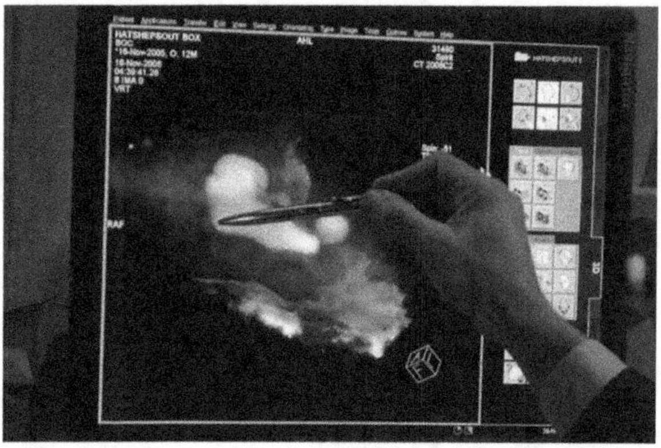

Une molaire sans racine a été trouvée dans le coffre contenant le foie d'Hatschepsout qui est passé au scanner[15].

[14] Cf. The Supreme Council of Antiquities, *Egyptian Mummy Project*, Dr Zahi Hawass, director, Cairo, Egypt, 2008, © The SCA.
[15] Cf. The Supreme Council of Antiquities, *Egyptian Mummy Project*, Dr Zahi Hawass, director, Cairo, Egypt, 2008, © The SCA.

ANNEXE 2 : TOUTANKHAMON (1345 - 1327 AV. J.-C.)

Par le Dr Xavier Riaud

Il est le onzième pharaon de la XVIIIème dynastie (Nouvel Empire). Il est peut-être le fils d'Akhénaton et de sa seconde épouse, Kiya. Sa date de début de règne est l'objet de controverses parmi les égyptologues. Il est situé aux alentours de -1336 / -1335 à -1327.

En l'an -1338, Akhénaton meurt d'une éprouvante maladie. Lui succède une reine du nom de Ânkh-Khéperourê, reconnue aujourd'hui comme la sœur aînée de Toutânkhamon, Mérytaton[16]. Elle disparaît rapidement pour des raisons inconnues. Toutânkhaton monte alors sur le trône de la Haute et de la Basse Égypte, bien qu'il ne soit encore qu'un enfant de neuf ans. Il est légitimé en épousant Ânkhésenpaaton, née à la fin de l'an VII d'Akhénaton, la troisième fille de Néfertiti et d'Amenhotep IV, qui devient ainsi son épouse royale sous le nom de Ânkhésenpaamon.

Trop jeune pour régner, c'est le divin père Aÿ et le général Horemheb qui détiennent le véritable pouvoir administratif et militaire. La contre-réforme est puissamment amorcée. Sous l'influence des prêtres et thuriféraires de l'ancienne religion, qui le manipulent, l'enfant-pharaon renoue avec les traditions et prend le nom de Toutânkhamon, signe d'Amon, le dieu excommunié rétabli, tandis que son épouse devient Ânkhésenpaamon.

Le culte amonien est restauré. Le jeune roi quitte Akhetaton pour retourner à Thèbes, puis à Memphis, qui redevient la capitale de l'empire.

Toutânkhamon établit la restauration des temples endommagés sous l'épisode amarnien et se fait ériger un nouveau temple à l'ouest de Thèbes. Il n'a pas le temps de se

16 Cf. fr.wikipedia.org, *Toutânkhamon*, 2008, pp. 1-7.

faire construire sa demeure d'éternité, puisqu'il disparaît brusquement en -1327, à l'âge de dix-huit ans. Sans héritier, la lignée Ahmosis disparaît avec lui. Il est enseveli à la hâte dans une petite tombe qui n'avait pas été construite pour lui. La tombe initialement prévue pour lui allait devenir celle de son successeur Aÿ[17].

Lorsque, le 4 novembre 1922, l'archéologue britannique Howard Carter découvre la sépulture de Toutânkhamon et ses incroyables richesses, il offre à un jeune souverain, au règne bien effacé, l'occasion unique d'entrer dans l'histoire.

Le 5 janvier 2005, la momie de Toutânkhamon est déplacée de sa tombe située dans la Vallée des Rois, pour la première fois en 80 ans[18]. Avec beaucoup de précautions, le corps est passé au CT-Scan[19]. En quinze minutes, ce dernier produit 1 700 images[20]. Celles-ci sont étudiées pendant près de deux mois par une équipe égyptienne de scientifiques, puis par une autre composée d'experts originaires de Suisse et d'Italie.

Le 8 mars 2005, Farouk Hosni, ministre de la Culture, annonce que l'équipe égyptienne a terminé ses examens scanners de la momie du jeune pharaon[21]. Le Dr Zahi

---

[17] Cf. fr.wikipedia.org, *Toutânkhamon*, 2008, pp. 1-7.
La tombe se trouve dans la Vallée des Rois et porte le nom KV62.

[18] Cf. http://guardians.net/hawass/, *Press release Tutankhamun CT Scan,* 8 mars 2005, pp. 1-5.

[19] Le CT-Scan est une technique non invasive, rapide, qui peut différencier les tissus superficiels et les os dans les trois dimensions de l'espace.

[20] Les consultants étrangers étaient composés d'un pathologiste légiste travaillant à l'Archeological Museum du Tyrol du Sud, d'un radiologiste provenant du General Hospital de Bolzano, en Italie, et d'un paléopathologiste-anatomiste évoluant à l'Université de Zurich.

[21] Cf. http://guardians.net/hawass/, *Press release Tutankhamun CT Scan,* 8 mars 2005, pp. 1-5.

Hawass, responsable de l'équipe scientifique égyptienne, atteste que rien ne prouve que Toutânkhamon ait été tué[22].

Ce jeune roi serait mort à l'âge de 19 ans. Les scientifiques sont absolument incapables d'expliquer la forme allongée du crâne qui est de type dolichocéphale. Les sutures crâniales sont fermées correctement. Aucune anomalie n'est décelable.

Sa dentition est bonne et ne présente pas de problème particulier. Ses dents de sagesse ne sont pas complètement sorties. L'une d'entre elles est incluse. Les dents du bas ne sont pas alignées et leur recouvrement par celles du haut est important (= overbite). Les incisives centrales supérieures sont larges, ce qui constitue avec le recouvrement important des dents inférieures, un signe caractéristique retrouvé chez les autres rois de la même famille[23].

Enfin, les chercheurs ont découvert, dans la bouche du défunt pharaon, une légère fente palatine.

---

[22] Cette équipe égyptienne placée sous la haute autorité du Dr Zahi Hawass, était composée d'un professeur en médecine légale, d'un autre en anatomie et de trois autres en radiologie. Le CT-Scan avait été offert au préalable par l'entreprise allemande Siemens et la National Geographic Society au Supreme Council of Antiquities basée au Caire en Egypte, dont Hawass est l'administrateur.

[23] Cf. http://guardians.net/hawass/, *Press release Tutankhamun CT Scan,* 8 mars 2005, pp. 1-5.

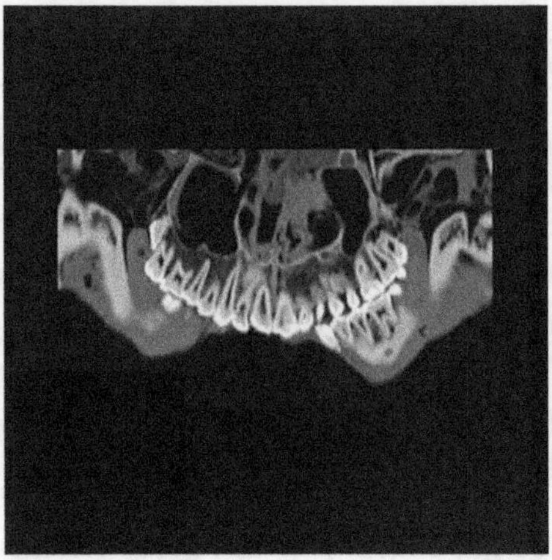

Scanner de la denture de Toutânkhamon[24].

Le 10 mai 2005, le Dr Zahi Hawass[25] présente au public les résultats de trois équipes internationales qui ont tenté chacune une reconstruction faciale du visage de Toutânkhamon[26]. Deux de ces formations étaient sponsorisées par la National Geographic Society et la troisième par le Supreme Council of Antiquities. Les Français et les Egyptiens savaient qu'ils travaillaient sur la face du jeune pharaon, mais les Américains l'ignoraient.

Les Américains et les Français ont produit, à Paris, un modèle en plastique du crâne. Pendant ce temps, les Egyptiens agissaient de même en fabriquant leur propre

---

[24] Cf. The Supreme Council of Antiquities, *Egyptian Mummy Project*, Dr Zahi Hawass, director, Cairo, Egypt, 2008, © The SCA.

[25] Cf. http://guardians.net/hawass/, *Press Release, Tutankhamun Facial Reconstruction*, 10 mai 2005, pp. 1-3.

[26] De nombreuses reconstitutions faciales 3D ont été réalisées sur des momies égyptiennes (anonymes, familles royales, pharaons, etc.). Parmi les dignitaires fameux, il faut noter les reconstitutions faciales 3D de Ramsès II (voir plus loin) notamment, de Néfertiti (v. 1370-1333 av. J.-C.), de Séthi Ier (v. 1324-v. 1279 av. J.-C.), Cléopâtre VII (69-30 av. J.-C.).

modèle à partir des clichés scanners et grâce à un logiciel adapté à cet effet.

Très vite, les Français et les Américains ont conclu que le crâne était de type caucasien. Les Américains, qui travaillaient en aveugle, ont compris rapidement que le sujet était originaire d'Afrique du Nord[27].

Se concentrant sur la typologie raciale, les équipes n'ont pas hésité à ajouter l'argile nécessaire sur les modèles plastiques qu'ils ont utilisés par la suite comme guide pour reconstituer les traits du jeune roi. Une fois ceci accompli, le sculpteur français a réalisé un moulage en silicone sur lequel il a ajouté les yeux, les cheveux et la couleur à la peau, et aux lèvres.

Le résultat final des trois équipes est très proche sur de nombreux détails du visage de Toutânkhamon. Le seul point où les trois reconstructions divergent est la forme du nez.

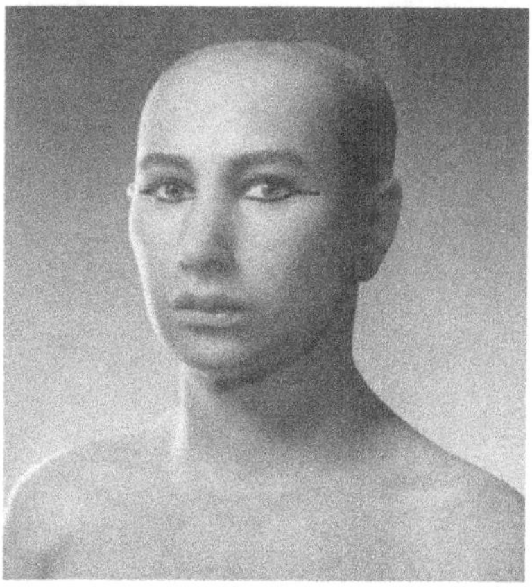

Reconstruction faciale de Toutânkhamon effectuée par l'équipe égyptienne[28].

[27] Cf. http://guardians.net/hawass/, *Press Release, Tutankhamun Facial Reconstruction*, 10 mai 2005, pp. 1-3.

[28] Cf. The Supreme Council of Antiquities, *Egyptian Mummy Project*, Dr Zahi Hawass, director, Cairo, Egypt, 2008, © The SCA.

Le dimanche 4 novembre 2007, ce roi vieux de 3 300 ans a offert son visage en exposition au public de Louxor pour la première fois, parfaitement protégé par une vitre en plexiglas[29].

Moustafa Wazary, directeur de la Vallée des Rois, déclare : *« Ce que vous allez voir est un très beau visage (...). C'est un beau garçon avec un joli sourire et des dents proéminentes*[30]. »

[29] Cf. eternelle-egypte.over-blog.com, *Toutânkhamon : son « vrai » visage dévoilé au public*, 2007, pp. 1-3.
[30] Cf. www.lefigaro.fr, *Toutânkhamon dévoile son visage 3 300 ans après sa mort*, 07/11/2007, p. 1.

Annexe 3 : Ramses II (1314 - 1213 av. J.-C.)

Par le Dr Xavier Riaud

« Troisième pharaon de la XIXème dynastie, fils de Séthi I, Ramsès II[31] *est le pharaon le plus connu de l'antiquité égyptienne. Ce grand bâtisseur qui a fait construire de nombreux temples et palais dont les inscriptions murales ont vanté ses louanges et ses glorieux faits d'armes, a régné près de 67 ans sur le Royaume des Deux Terres.*

Né vers 1314 av. J.-C., Ramsès II a grandi aux côtés de Séthi I avant de lui succéder vers 1279 av. J.-C., Le règne de ce grand pharaon est remarquable tant par sa durée que par la personnalité du roi et par la richesse de l'Egypte à cette époque. Entouré de conseillers compétents, Ramsès II laisse le souvenir d'un guerrier invincible et d'un amant comblé par la beauté de son épouse la plus connue : Néfertari. Les 67 années de son règne ont été agrémentées d'une période de paix et de prospérité que l'Egypte n'a plus jamais retrouvée[32]*. » (...)*

« Le 19ème jour du premier mois de la saison akhet de l'année 1213 avant J.-C., Ramsès II s'est éteint probablement dans sa capitale de l'est du delta : Pi-Ramsès. Son corps momifié sur place a été ensuite transporté jusqu'à Thèbes par le Nil et il a été déposé dans son magnifique tombeau creusé dans la falaise de Deir-el-

---

[31] Voir dans les chapitres précédents les radiographies de profil de Ramsès II pour lesquelles le Pr Clément Faure m'avait donné personnellement une autorisation de publication. Qu'il en soit encore remercié !

[32] Cf. Monier Thibault, « Retour sur l'étude paléopathologique de la momie de Ramsès II au Muséum d'Histoire Naturelle (Paris) : 1976-1977 », in *Actes du 1er Colloque International de Pathographie 2005*, De Boccard (éd.), Paris, 2006, pp. 151-157 (également cf. Lalouette Claire, *Dieux et pharaons de l'Egypte ancienne*, Librio (éd.), Paris, 2004, pp. 68-70).

Bahari, (repéré aujourd'hui comme le n° 7 de la Vallée des Rois), après les rituels funéraires d'usage.

Deux cents ans plus tard, alors que la dynastie des Ramsès disparaissait, une période de troubles a commencé. Tandis qu'une nouvelle dynastie émergeait dans le delta à Tanis, à Thèbes, les Grands Prêtres d'Amon prenaient le pouvoir et devaient faire face aux révoltes, aux invasions libyennes et aux pillages des tombeaux de la Vallée des Rois. La tombe de Ramsès II a été violée et sa momie, profanée par des pilleurs à la recherche des bijoux en or. Constatant cela, le Grand Prêtre Herihor a décidé de restaurer les bandelettes de nombreuses momies royales et les a regroupées dans les tombes de Sethi I et d'Aménophis II[33]*. »*

« Ramsès II a été déposé dans la tombe de son père, mais peu après de nouveaux pillages ont dégradé la momie davantage. En l'an X, le Grand Prêtre Pinedjem I a réparé les dégâts occasionnés sur la momie.

La sépulture étant jugée trop exposée, les prêtres d'Amon ont décidé de transférer les momies royales dans la tombe de la reine Inhâpi lors des obsèques en ce lieu du Grand Prêtre Pinedjem, le 17ème jour du règne de Siamon, en - 979 av. J.-C.

Ramsès II allait enfin pouvoir reposer en paix pendant 2 830 années[34]*. »*

« En 1974, le Docteur Maurice Bucaille alerte les autorités égyptiennes sur l'état pitoyable de la momie de Ramsès II.

---

[33] Cf. Monier Thibault & Rombauts Agnès, « La momie de Ramsès II : étude paléopathologique d'un pharaon de la XXème dynastie », in *Actes de la SFHAD*, Paris, 2002, http://www.bium.univ-paris5.fr, pp. 1-6.

[34] Cf. Monier Thibault & Rombauts Agnès, *Pathologie et thérapeutique dentaires dans l'Egypte pharaonique, paléopathologie de momies égyptiennes*, Thèse Doct. Chir. Dent., Paris, 1982, pp. 102-123.

Les liens diplomatiques entre les gouvernements égyptiens et français aboutissent alors à la décision de confier la momie à la France afin de la faire traiter et examiner. Le 26 septembre 1976, la momie de Ramsès II arrive au Bourget où elle est réceptionnée avec les honneurs dignes d'un chef d'Etat. Puis, elle gagne le musée de l'Homme où elle demeure 8 mois. Une cinquantaine de spécialistes de toutes les disciplines se penchent sur la momie, ses tissus et son sarcophage, qui sont minutieusement étudiés. L'ensemble est radiostérilisé aux rayons gamma à la centrale nucléaire de Saclay. Le 10 mai 1977, Ramsès II rejoint sa terre natale[35]*... » (...)*

« L'état dentaire (du pharaon) est très mauvais. Une abrasion des tables occlusales, la réduction de certaines dents à l'état de racines (n° 16, 26 et 37) et la présence de lésions périapicales sur 46 sont perceptibles. L'absence des incisives et canines maxillaires sauf la 11 et la 13, l'absence des molaires et prémolaires (36, 47, 18, 28, 25, 24 et 15) sont également visibles. Une alvéolyse (= perte de substance osseuse) généralisée touche l'ensemble de la denture. Aucune trace de traitement dentaire ou de restauration prothétique n'est relevée.

---

[35] Cf. Monier Thibault & Agnès, « La momie de Ramsès II : étude paléopathologique d'un pharaon de la XXème dynastie », in *Actes de la SFHAD,* Paris, 2002, http://www.bium.univ-paris5.fr, pp. 1-6.

D'après Monier (1982), des études similaires ont été réalisées sur d'autres momies royales :

- Thoutmosis II règne de -1493 à -1490. Il serait mort à l'âge de 25 ou 30 ans.
- Amenophis IV Akhenaton (-1364 à -1347) avait plus de 20 ans à sa mort, mais moins de 25 (méthode de Gustafson).
- Sethi Ier (-1304 à -1290) devait approximer les 40 ans au moment de son décès.
- Mineptah (-1224 à -1204) devait avoir plus de 60 ans (70 à 75 en fait) lorsqu'il meurt (Cf. Monier Thibault & Rombauts Agnès, *Pathologie et thérapeutique dentaires dans l'Egypte pharaonique,...* , op. cit., 1982).

La détermination de l'âge par la méthode mise au point par Gustafson donne un âge de décès à 80 ans plus ou moins cinq ans[36]*. » (...)*

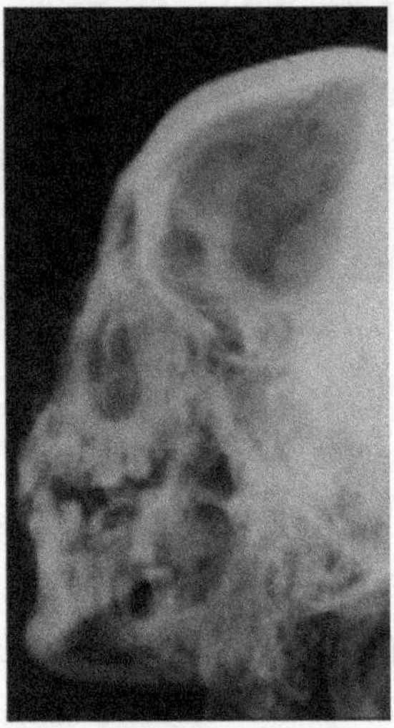

Radiographie de profil du crâne de Ramsès II,
© Pr Clément Faure[37].

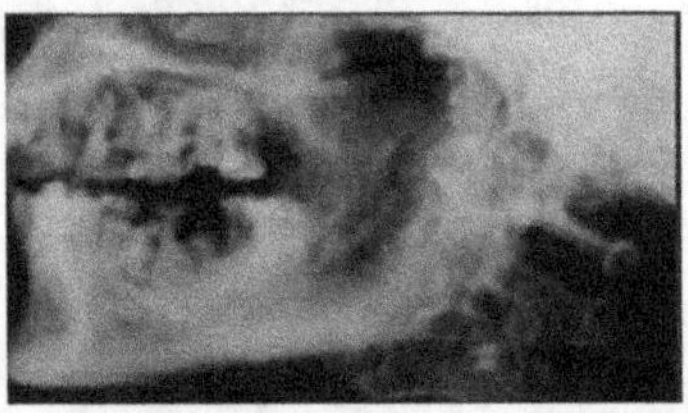

Agrandissement de la radiographie de profil de Ramsès II,
© Pr Clément Faure[38].

---

[36] Cf. Monier Thibault, « Retour sur l'étude paléopathologique de la momie de Ramsès II au Muséum d'Histoire Naturelle (Paris) : 1976-1977 », in *Actes du 1er Colloque International de Pathographie 2005*, De Boccard (éd.), Paris, 2006, pp. 151-157.
[37] Cf. Faure Clément, communication personnelle, 2007.
[38] Cf. Faure Clément, communication personnelle, 2007.

REMERCIEMENTS

Je tiens à remercier tout d'abord le Dr Xavier Riaud pour son aide bénévole et inconditionnelle dans ma thèse de doctorat tout d'abord, puis dans le cadre de ce livre ensuite. Sans lui, rien n'aurait été possible.

De même, je tiens à remercier M. Richard-Alain Jean pour ses conseils précieux concernant l'illustration de couverture.

Je tiens à remercier aussi mes proches et mes amis pour toute leur affection au quotidien et leur présence à mes côtés.

Bien évidemment, je n'oublie pas les membres de mon jury de thèse que je salue, et remercie sincèrement. Ils ont façonné la dentiste que je suis devenue. Soyez assurés de ma reconnaissance.

BIBLIOGRAPHIE

(1) Amice C., *Apport de l'odontologie légale dans l'étude tomodensitométrique des momies égyptiennes.* Thèse d'exercice Université Montpelier I, UFR d'odontologie, 2008, p. 54.

(2) Amice C. *Apport de l'odontologie légale dans l'étude tomodensitométrique des momies égyptiennes.* Thèse d'exercice Université Montpelier I, UFR d'odontologie, 2008, p. 80.

(3) Bailit H. L., *Dental variation among populations : an anthropologic view.* Dental Clinicas of North America, 1975 ;19 (1) : 125-139.

(4) Benazzi S., Bertelli P., Lippi B., Bedini E., Caudana R., Gruppioni G., Mallegni F., *Virtual anthropology and forensic arts : the facial reconstruction of Ferrante Gonzaga.* Elsevier Ltd. 2010.

(5) Bucaille M., *Les momies des pharaons et la médecine – Ramsès II à Paris, Le pharaon et Moïse.* Librairie Séguier. 1987, pp. 11-12.

(6) Carl N., Stephan Ph. D., Cicolini J., *Measuring the Accuracy of Facial Approximations : A Comparative Study of Resemblance Rating and Face Array Methods.* J. Forensic Sci., January 2008, Vol. 53, n°1, pp. 58-64.

(7) Cesarani F., Martina M. C., Grilletto R., Boano R., Roveri A. M. D., Capussotto V., Giuliano A., Celia M., Gandini G., *Facial Reconstruction of a Wrapped Egyptian Mummy Using MDCT.* American Journal of Roentgenology, 2004 ; 183 : 755-758.

(8) Chastel C., *Quand les momies égyptiennes nous parlent des infections qui les tourmentaient.* Histoire des sciences médicales, Tome XXXVIII, n° 2, 2004, p. 147.

(9) Claes P., Vandermeulen D., De Greef S., Willems G., Suetens P., *Craniofacial reconstruction using a combined statistical model of face shape and soft tissue depths: Methodology and validation.* Forensic Science International 159S (2006), pp. 147-158.

(10) Collège national des enseignants de biophysique et de médecine nucléaire et Collège des enseignants de radiologie de France. (2015). *Imageries médicales.* Elsevier Health Sciences France 52 [En ligne]. https://www.elsevierelibrary.fr/pdfreader/imageries-mdicales/52. Consulté le 16/01/2018.

(11) Danjard C., Laborier C., Rallon C., *Odontologie médico-légale : identification des personnes.* CdP (éd.), 2013, p. 177.

(12) Delabarde T., Ludes B., *Manuel pratique d'anthropologie médico-légale.* ESKA (éd.), 2014, p. 98.

(13) Desbois C., Mallet C., Perrot R., *La méthode DMP de reconstitution faciale dans l'identification médico-légale.* Paleobios. 1992 - Vol.8, n° 1-2, p. 1.

(14) El-Mehallawi I. H., Soliman E. M., *Ultrasonic assessment of facial soft tissue thicknesses in adult Egyptians*. Forensic Science International 117 (2001), pp. 99-107.

(15) Fincham A. G., Bessem C. C., Lau E. C., Pavlova Z., Shuler C., Slavkin H. C., Snead M. L., *Human developing enamel proteins exhibit a sex-linked dimorphism.* Calcif tissue int., 1991 ; 48 : 288-290.

(16) Fronty P., *Denture et dimorphisme sexuel : aspects paléontologiques, médico-légaux et génétiques.* Thèse de doctorat en sciences odontologiques. Paris VII, 1978.

(17) Georget C., Fronty P., Sapanet M., *Les cahiers d'odontologie médico-légale – L'identification comparative*. Actualité scientifique Poitou-Charentes (éd.), 2001.

(18) Georget C., Fronty P., Sapanet M., Collet G., *Les cahiers d'odontologie médico-légale – L'identification estimative (première partie) – L'avis de recherche, l'odontogramme numérique*. Actualité scientifique Poitou-Charentes (éd.), 2005.

(19) Georget C., Fronty P., Sapanet M., Collet G., *Les cahiers d'odontologie médico-légale – L'identification estimative (deuxième partie) – L'âge*. Actualité scientifique Poitou-Charentes (éd.), 2007.

(20) Gill-Robinson H., Elias J., Bender F., Allard T., Hoppa R., *Using Image Analysis Softwareto Create a Physical Skull Modelfor the Facial Reconstruction of a Wrapped Akhmimic Mummy*. Journal of Computing and Information Technology - CIT 14, 2006 ; 1 : 45-51.

(21) Gustafson G., *Microscopic examination of teeth as a means of identification in forensic medicine*. J. Am. Dent. Assoc., 1947 ; 41 : 720-24.

(22) Gustafson G., *Odonto-stomatologie médico-légale*. Julien Prélat (éd.), Paris. 1969.

(23) Janot F., *Une approche nouvelle de l'embaumement dans l'ancienne Egypte*. Vesalius, IV, 1 ; 1998, pp. 13-22.

(24) Kathryn A. Bard., *Encyclopedia of the archaeology of ancient Egypt*. Routledge, 1999, p. 330.

(25) Kvaal S., Kollveit K. M., Thompsen I. O., Solheim T., *Age estimation of adults from dental radiographs*. Forensic Sci. Int., 1995 ; 74 : 175-185.

(26) Lamendin H., Baccino E., Humbert J.-F., Tavernier J.-C., Nossintchouk R. M., Zerilli A., *A simple technique for*

age estimation in adult corpses: the two criteria dental method. J. Forensic Sci., 1992 ; 37(5) : 1373-9.

(27) Lichtenberg R., « *Les momies d'Égypte* », Études sur la mort. 2006/1 (n° 129), pp. 23-31.

(28) Lindsay K., Rühli F., Burke Deleon V., *Revealing the Face of an Ancient Egyptian : Synthesis of Current and Traditional Approaches to Evidence - Based Facial Approximation.* The Anatomical Record (2015) ; 298 : 1144-1161.

(29) Maples W.R., Rice P.M., *Some difficulties in the Gustafson dental age estimation.* J. Forensic Sci., 1979 ; 24 : 168-172.

(30) Martin H., *L'analyse du cément dentaire et la détermination de l'âge des adultes : méthodes et limites.* Bulletins et mémoires de la Société d'anthropologie de Paris, Nouvelle Série. Tome 8 fascicule 3-4, 1996, pp. 433-440.

(31) Nkhumeleni F. S., Raubenheimer E. J., Monteith B. D., *Gustafson's method for age determination, revisited.* J. Forensic Odontostomatol. 1989 ; 7 : 13-16.

(32) Pearson K., *The Skull and Portraits of Henry Stewart, Lord Darnley, and their Bearing on The Tragedy of Mary, Queen of Scots.* Biometrika, Vol. 20B, n° 1 (1928 Jul.), pp. 1-104.

(33) Pearson K., *On the Skull and Portraits of George Buchanan.* Biometrika, Vol. 18, n° 3/4 (1926 Nov.), pp. 233-256.

(34) Penaloza T., Karkhanis S., Kvaal S., Nurul F., Kanagasingam S., Franklin D., Vasudavan S., Kruger E., Tennant M., *Application of the Kvaal method for adult dental age, estimation using Cone Beam Computed Tomography (CBCT).* J. Forensic Leg. Med., 2016 ; 44 : 78-182.

(35) Pettenati-Soubayroux I., Signoli M., Dutour O., *Sexual dimorphism in teeth: discriminatory effectiveness of permanent lower canine size observed in a XVIIIth century osteological series.* Forensic Science International, 126 (2002), 227-232.

(36) Prag J., Neave R., *Making faces using forensic and archaelogical evidence.* British Museum Press, London. 1997.

(37) Rhine J. S., Moore C. E., *Tables of Facial Tissues of American Caucasoids in Forensic Anthropology.* Maxwell Museum Technical Series, n° 1, 1982.

(38) Riaud X., *Archéologie, odontologie médico-légale et ADN pulpaire : quelques cas historiques.* [En ligne] http://www.histoire-medecine.fr/histoire-odontologie-medico-legale-archeologie-odontologie-medico-legale-et-adn-pulpaire.php. Consulté le 04 décembre 2017.

(39) Riaud X., *Datation de l'âge sur la momie de Ramsès II (1314 - 1213 av. J.-C.).* [En ligne] http://www.histoire-medecine.fr/histoire-odontologie-medico-legale-datation-de-l-age-sur-le-momie-de-ramses-II.php#sdfootnote5sym. Consulté le 14 février 2018.

(40) Rigondet J., *« Osiris ressuscité ».* L'Histoire, vol. 415, n° 9, 2015, pp. 90-91.

(41) Schranz D., Bartha M., *Determination of sex by teeth.* Dtsch Z GesamteGerichtl Med., 1963 ; 54 : 10-15.

(42) Short L., Khambay B., Ayoub A., Erolin C., Rynn C., Wilkinson C., *Validation of a computer modeled forensic facial reconstruction technique using CT data from live subjects : A pilot study.* Forensic Science International 237 (2014), 147.e1-147.e8.

(43) Stewart T. D., *Pioneer contributions of Harris Hawthorne Wilder, PhD, to forensic sciences.* J. Forensic Sci., 1982 Oct., 27 (4) : 754-62.

(44) Vanezis P., Vanezis M., McCombe G., Niblett T., *Facial reconstruction using 3-D computer graphics*. Forensic Science International 108 (2000), pp. 81-95.

(45) Verzé L., *History of facial reconstruction.* Department of Anatomy, Pharmacology and Legal Medicine, University of Turin, Turin, Italy, 2009.

(46) Wilkinson C., *Facial reconstruction – anatomical art or artistic anatomy ?* J. Anat., 216 (2010), pp. 235-250.

(47) Wilkinson C., *Forensic facial reconstruction.* Cambridge University Press, 2004.

(48) Zollikofer C. P. E., Ponce de Leon M. S., 2005. *Virtual reconstruction : A primer in computer-assisted paleontology and biomedicine*. New Jersey : Wiley-Interscience.

TABLE DES MATIERES

Préface 7
Avant-propos 11
La momification 13
La dent au service de la reconstitution faciale 19
Techniques de reconstitution faciale 37
Conclusion 61
Annexes 63
Remerciements 81
Bibliographie 83

DE LA CHIROPRAXIE
Méthode et profession à part entière

Chantal Jolliot
Préface de Pierre Erny

On considère la richesse du parcours de la chiropraxie, d'une situation isolée à la fin du XIXe siècle à la situation contemporaine d'une méthode thérapeutique et d'une profession bien développées. Une adaptation soutenue jusqu'à aujourd'hui a façonné l'identité de l'une et de l'autre, c'est-à-dire un ensemble de traits qui leur sont propres, des notions et une terminologie innovantes, les fondements théoriques et la pratique raisonnée d'une méthode dont les retentissements correspondent aux préoccupations actuelles pour le respect de l'équilibre de la personne dans son cadre naturel. Cette dynamique qui s'inscrit dans l'histoire des méthodes de santé, des idées et des sociétés confère à la chiropraxie un rôle d'importance dans toutes les régions du monde.

(138 p., 15,5 euros)

ISBN : 978-2-343-15968-3, EAN EBOOK : 9782140106996

UNE ÉCONOMIE POLITIQUE DE L'HÔPITAL - CONTRE PROCUSTE -

Philippe Mossé
Préface de Martin Hirsch

L'hôpital public français connait des bouleversements dont les tenants et les aboutissants font davantage l'objet de controverses que d'analyses. C'est que la régulation actuelle prend les allures d'une rationalisation sans fin. Dès lors, les moyens de cette rationalisation sont souvent perçus comme des carcans ou, pire, comme des gadgets importés du monde marchand. Pourtant, l'ouvrage montre que, sous certaines conditions, des marges de manoeuvre existent qui éloigneraient le mirage de l'hôpital-entreprise tout en évitant les affres de la bureaucratie. Il en est ainsi de la contractualisation, de l'expérimentation ou de l'évaluation. De leur appropriation et de leur adaptation par l'ensemble des acteurs du système de santé dépend l'avenir de l'hôpital.

(Coll. Questions contemporaines, 186 p., 19,5 euros)

ISBN : 978-2-343-16008-5, EAN EBOOK : 9782140105951

MÉDECINE TRADITIONNELLE ET SAVOIRS THÉRAPEUTIQUES ENDOGÈNES

Amos Roger Kanaa

La médecine traditionnelle doit-elle se moderniser pour avoir une autorité scientifique ? L'auteur disqualifie les préjugés sur la médecine traditionnelle africaine qu'il présente comme le moyen de reconstituer le composé humain dégradé par un « trop de science ». Le livre s'ouvre sur la nécessité de restaurer les essences de la forêt. Ce retour à la nature illustre la remise en question des procédés scientifiques de soins et d'alimentation qui devraient recourir à la médecine traditionnelle pour trouver le substrat des excipients.

(Coll. Harmattan Cameroun, 172 p., 18 euros)

ISBN : 978-2-343-16156-3, EAN EBOOK : 9782140105876

EPIDEMIOLOGICAL, DIAGNOSTIC AND THERAPEUTIC SPECIFICITIES OF GYNAECOLOGICAL, BREAST AND UROLOGICAL CANCERS IN CAMEROON

Under the supervision of Jean Yomi - Preface by Mama Fouda André

This contribution is to highlight the essential specificities of epidemiology, semiology and clinical signs of cancer pathology in Cameroon. He particularly describes and insists on the limit and lack of some means and methods of diagnostic, extension assessment and treatment of tumours. Therefore, the major aim of this publication is to promote corrective measures, starting normally from the scientific aspects, followed and supported by economics, technologies and planification needs improvement.

(166 p., 18 euros)

ISBN : 978-2-343-15915-7, EAN EBOOK : 9782140103155

MORT DE LA CLINIQUE

Analyse de la fracture du système de santé

Michel Derrière Bass

Une médecine sans clinique est-elle encore humaine ? C'est la question posée par Michel Bass devant la crise profonde que traverse notre actuel système de santé. Procédures, protocoles, recommandations, traçabilité, evidence based medicine, gestion du risque, télémédecine, robotisation, transhumanisme : la médecine est désormais envahie par la technoscience d'une part, mais également par le marché et le management, au risque de se perdre.

(Coll. Psychanalyse et civilisations, 264 p., 27 euros)

ISBN : 978-2-343-15314-8, EAN EBOOK : 9782140100437

LIVE SURGERY

Alerte sur une pratique médicale dangereuse

Philippe Liverneaux

Une « Live Surgery » est une chirurgie en direct. Ainsi, pendant un congrès de chirurgie, une opération est retransmise sur grand écran. Tout en opérant, le chirurgien répond aux questions de la salle. Les opérations chirurgicales ont toujours attiré un public avide de sensations fortes et inspiré de nombreux artistes. Aujourd'hui, des sociétés savantes ferment les yeux sur la « Live Surgery », malgré des complications voire des morts en direct. Cet essai a pour but de lancer une alerte sur les risques encourus par les patients au cours d'une telle pratique. Faut-il interdire ou règlementer la « Live Surgery »?

(Coll. Ethique et pratique médicale, 110 p., 13 euros)

ISBN : 978-2-343-15466-4, EAN EBOOK : 9782140097454

HISTOIRE DE LA RELATION MÉDECIN-MALADE

Analyse autour des concepts d'information, de consentement et d'autonomie du patient

Sous la direction de Élodie Petitjean et Olivier Petitjean - Préfaces de Stéphanie Hennette-Vauchez et de François Bricaire

Le présent livre épluche la jurisprudence et recueille de nombreux témoignages pour prendre le lecteur par la main et le faire voyager au travers des siècles, du Moyen Âge jusqu'à aujourd'hui, avec quelques étapes marquantes, notamment : les grands procès fondateurs de la responsabilité médicale, la pleine autonomie existe-t-elle ?, le patient souhaite-t-il toujours être informé ?, le refus de consentir, le malade psychiatrique, le sujet dément, la protection du volontaire lors des essais cliniques, les préjudices subis, quelle information donner ?, comment et sous quelle forme ?

(Coll. Ethique et pratique médicale, 1080 p., 70 euros)

ISBN : 978-2-343-15238-7, EAN EBOOK : 9782140097447

LES SARCOMES OSSEUX CHEZ L'ENFANT

Une longue histoire

Michel A. Germain

Préambule du Professeur Georges Casanova - Préface du Professeur Dominique Poitout

À travers une approche historique précise qui rappelle qui est Ewing, le découvreur d'un type de sarcome infantile, et quels sont les différents éléments et autres acteurs intervenus dans la thérapeutique de cette pathologie. L'auteur s'attarde ici sur les transplants autologues de fibula vascularisée qu'il a utilisés précocement. Dans une analyse critique et historienne des procédés chirurgicaux fréquemment utilisés, il expose sa technique propre tant pour les membres que pour la mandibule. Xavier Riaud

(Coll. Médecine à travers les siècles, 172 p., 18 euros)

ISBN : 978-2-343-15315-5, EAN EBOOK : 9782140095504

INDUSTRIE PHARMACEUTIQUE : QUEL AVENIR ?

L'exemple de l'Algérie

Lillia Arezki

Préface de Thierry Garcin

Le marché du médicament est un enjeu économique, sociétal et éthique majeur dans l'industrie, mais la mondialisation contraint les firmes pharmaceutiques à rechercher de nouveaux marchés. Cependant, ce secteur situé au coeur des innovations technologiques est soumis à des règles strictes ; les stratégies d'implantation dans ces nouveaux marchés doivent donc être finement définies, notamment dans les pays émergents. Cette étude apporte des éléments de réponse en prenant le cas particulier de l'Algérie, pays monoculture ayant les hydrocarbures pour seule réelle ressource.

(Coll. Raisonance, 170 p., 18 euros)

ISBN : 978-2-343-15299-8, EAN EBOOK : 9782140095351

LES MOTS DE LA PHARMACIE

Une histoire linguistique de la pharmacie

Tithnara Sun

La place du pharmacien doit se discuter en considérant l'histoire de ses activités. Les conceptions attachées au médicament au cours des derniers millénaires sont accessibles par le vocabulaire fondamental de la pharmacie, par les mots désignant le médicament ainsi que le lieu, l'art ou la science, et le professionnel qui lui sont associés. Dans la perspective des enjeux de la définition de la pharmacie, cet ouvrage analyse ce vocabulaire dans plusieurs langues, son histoire et son interprétation.

(Coll. Acteurs de la Science, 304 p., 30 euros)

ISBN : 978-2-343-15202-8, EAN EBOOK : 9782140095016

Structures éditoriales du groupe L'Harmattan

L'Harmattan Italie
Via degli Artisti, 15
10124 Torino
harmattan.italia@gmail.com

L'Harmattan Hongrie
Kossuth l. u. 14-16.
1053 Budapest
harmattan@harmattan.hu

L'Harmattan Sénégal
10 VDN en face Mermoz
BP 45034 Dakar-Fann
senharmattan@gmail.com

L'Harmattan Cameroun
TSINGA/FECAFOOT
BP 11486 Yaoundé
inkoukam@gmail.com

L'Harmattan Burkina Faso
Achille Somé – tengnule@hotmail.fr

L'Harmattan Guinée
Almamya, rue KA 028 OKB Agency
BP 3470 Conakry
harmattanguinee@yahoo.fr

L'Harmattan RDC
185, avenue Nyangwe
Commune de Lingwala – Kinshasa
matangilamusadila@yahoo.fr

L'Harmattan Congo
67, boulevard Denis-Sassou-N'Guesso
BP 2874 Brazzaville
harmattan.congo@yahoo.fr

L'Harmattan Mali
Sirakoro-Meguetana V31
Bamako
syllaka@yahoo.fr

L'Harmattan Togo
Djidjole – Lomé
Maison Amela
face EPP BATOME
ddamela@aol.com

L'Harmattan Côte d'Ivoire
Résidence Karl – Cité des Arts
Abidjan-Cocody
03 BP 1588 Abidjan
espace_harmattan.ci@hotmail.fr

L'Harmattan Algérie
22, rue Moulay-Mohamed
31000 Oran
info2@harmattan-algerie.com

L'Harmattan Maroc
5, rue Ferrane-Kouicha, Talaâ-Elkbira
Chrableyine, Fès-Médine
30000 Fès
harmattan.maroc@gmail.com

Nos librairies en France

Librairie internationale
16, rue des Écoles – 75005 Paris
librairie.internationale@harmattan.fr
01 40 46 79 11
www.librairieharmattan.com

Lib. sciences humaines & histoire
21, rue des Écoles – 75005 Paris
librairie.sh@harmattan.fr
01 46 34 13 71
www.librairieharmattansh.com

Librairie l'Espace Harmattan
21 bis, rue des Écoles – 75005 Paris
librairie.espace@harmattan.fr
01 43 29 49 42

Lib. Méditerranée & Moyen-Orient
7, rue des Carmes – 75005 Paris
librairie.mediterranee@harmattan.fr
01 43 29 71 15

Librairie Le Lucernaire
53, rue Notre-Dame-des-Champs – 75006 Paris
librairie@lucernaire.fr
01 42 22 67 13

www.ingramcontent.com/pod-product-compliance
Lightning Source LLC
LaVergne TN
LVHW051411061026
849535LV00009B/3480
* 9 7 8 2 3 4 3 1 7 2 8 7 3 *